健康到你家

科普专家送健康

北京市卫生健康委员会
北京市健康促进工作委员会办公室　编

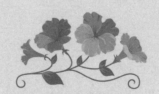

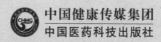

中国健康传媒集团
中国医药科技出版社

内 容 提 要

　　本书是北京市卫生健康委员会2018年北京健康科普专家团健康巡讲优秀作品精选，内容涉及心脑血管健康、生殖与妇女保健、骨骼健康、精神心理健康、健康生活方式、日常保健、急症急救、饮食健康、运动健康、中医保健、口腔保健、视力保健等多个领域。全书语言通俗易懂、指导性强、权威度高，可供城乡居民阅读参考。

图书在版编目（CIP）数据

　　健康到你家.科普专家送健康/北京市卫计委编. —北京:中国医药科技出版社，2019.1

　　ISBN 978-7-5214-0624-5

　　Ⅰ.①健… Ⅱ.①北… Ⅲ.①保健—基本知识 Ⅳ.①R161

　　中国版本图书馆CIP数据核字（2018）第276047号

美术编辑　陈君杞

版式设计　张　璐

出版　**中国健康传媒集团** | 中国医药科技出版社

地址　北京市海淀区文慧园北路甲 22 号

邮编　100082

电话　发行：010-62227427　邮购：010-62236938

网址　www.cmstp.com

规格　710×1000mm $^1/_{16}$

印张　15 $^1/_4$

字数　224 千字

版次　2019 年 1 月第 1 版

印次　2021 年 1 月第 4 次印刷

印刷　三河市万龙印装有限公司

经销　全国各地新华书店

书号　ISBN 978-7-5214-0624-5

定价　45.00 元

获取新书信息、投稿、为图书纠错，请扫码联系我们。

编 委 会

前　言

　　党的十九大提出全面实施健康中国战略，为人民提供全方位的健康服务。2017年5月，北京市政府正式发布《"健康北京2030"规划纲要》，明确提出到2030年，健康生活方式全面普及，居民健康素养水平达到45%。目前，根据《2015年度北京市卫生与人群健康状况报告》（俗称"健康白皮书"）的数据显示，北京市居民健康素养水平为28%，因此，要实现以上目标，广泛开展健康科普知识传播尤为重要。这是落实"预防为主"方针、实现"共建共享"理念、推进"健康北京"建设的重要举措，也是实施健康中国战略的具体实践。

　　近年来，在北京市委市政府的领导下，北京市卫生健康委员会（以下简称北京市卫生健康委）、北京市健康促进工作委员会办公室（以下简称北京市健促办）依托"政府主导、部门配合、社会动员、广泛参与"的健康北京工作格局，与北京市委宣传部、北京市新闻出版广电局及主流媒体等形成联席工作机制，促进媒体管理与合作，并建立北京健康科普专家团，开展以科普专家为主导的健康科普宣传，有效保证了北京市健康科普工作规范、科学、有效地开展。同时，借助对北京健康科普专家团的管理，联动市、区政府以及相关部门、医疗卫生机构、社会团体等，搭建立体多层次的健康科普工作网络，定期组织开展形式多样、各具特色的健康科普传播活动，有力推动了北京市健康科普工作建设，在全市营造了良好的健康科普传播氛围。

　　北京市卫生健康委、北京市健促办积极组织科普专家编写健康科普书籍，其中，《健康大百科》（第一辑和第二辑）获得"科技部2014年度全国优秀科普作品奖"和"第十五届中国人口文化奖民间艺术品类和宣传品类作品二等奖"。2015年以来，分三批开展科普专家稿件征集工作，精选、编辑了上百篇优秀科普作品，连续出版了3本《健康到你家》系列科普丛书，免费向社会发放15000册，受到广大市民好评。

2018年，北京市卫生健康委、北京市健促办对北京健康科普专家团进行了续聘，并对续聘后的476名科普专家开展了第四批稿件征集工作，共计收到投稿274篇，精选101篇优秀稿件进行编辑、出版了这本《健康到你家—科普专家送健康》，作者包括王陇德院士、乔杰院士以及胡大一、于康、范志红、钮文异等知名健康科普专家。本书内容涉及心脑血管健康、生殖与妇女保健、骨骼健康、精神心理健康、健康生活方式、日常保健、急症急救、饮食健康、运动健康、中医保健、口腔保健、视力保健等多个专业，语言通俗易懂、指导性强、权威度高，是一本面向大众传播健康知识与技能、普及健康生活方式的健康科普书籍。

北京市卫生健康委员会

北京市健康促进工作委员会办公室

2019年1月

CONTENTS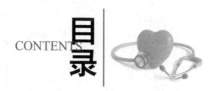

目录

一、心脑血管健康

二、生殖与妇女保健

三、精神心理健康

四、饮食健康

五、运动健康

六、健康生活方式

七、日常生活保健

八、中医保健

九、骨骼健康

十、急症急救与传染病

十一、儿童保健

十二、爱眼健康

十三、口腔健康

一、心脑血管健康

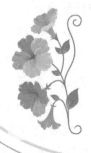

打呼噜对房颤的影响，你知道吗

首都医科大学附属北京安贞医院　马长生

打呼噜，又名打鼾，大家都很熟悉，也有很多人认为这很正常。但随着医学科学的发展，我们知道打呼噜对健康的影响很大。打鼾严重者可能伴随睡眠呼吸暂停低通气综合征（SAHS），并可进一步促发高血压、冠心病、房颤等多种慢性疾病，危害很大。

SAHS在中老年、肥胖者及男性中更为多见，中年男性患病率约为24%，肥胖者约40%合并SAHS。该疾病可以分为中枢型、阻塞型和混合型，以阻塞型最为多见，主要由咽部扁桃体肥大或舌体肥大、后坠，睡眠时阻塞气道引起。气流受阻达到一定时间后可导致血氧分压降低，即出现低氧血症，如同短暂的窒息。这种疾病最突出的表现就是睡眠时打鼾，并且往往会出现鼾声和呼吸突然暂停，伴随患者的苏醒，呼吸恢复继而再次入眠。

SAHS与房颤的发生密切相关且独立于高血压、肥胖等因素。可能的机制包括：SAHS患者常合并多项其他房颤危险因素，如高血压、冠心病等；SAHS导致的低氧血症和自主神经功能紊乱与房颤的发生有关；SAHS可以导致心房电活动及结构改变促发房颤。另有研究显示，患有SAHS的房颤患者发生脑卒中的概率较无SAHS的房颤患者更高，不过该研究入选的患者数量相对较少，说服力还不是很强。此外，SAHS还会影响房颤治疗的效果。合并SAHS者抗心律失常药物效果更差；房颤电复律转复窦性心律后若不治疗SAHS，随访1年房颤的复发率高达82%，而治疗SAHS组复发率仅为42%。甚至有小型研究观察发现，部分合并SAHS的房颤患者在治疗SAHS后房颤也不再复发。随着射频消融技术的不断发展，其临床应用日益广泛，近期更是有多项研究关注SAHS对于房颤射频消融术效果的影响。研究发现，治疗SAHS的患者射频术后的房颤复发率显著低于未治疗的患者。

当然，SAHS并非简单等同于打鼾，打鼾者也并非均患有SAHS。SAHS诊断的"金标准"是多导睡眠图。确诊SAHS后建议患者至耳鼻喉或呼吸科专科进行进一步的诊治，以明确导致气道阻塞的原因。轻度SAHS患者改善生活方式就会有很大帮助。减肥是SAHS治疗的根本。另外，由于平卧时舌根后坠更易阻塞气道，建议患者侧卧睡眠。严重的SAHS患者在改善生活方式的基础上可能需要夜间使用小型呼吸机进行持续气道内正压通气或咽部外科手术治疗。

在对房颤患者进行治疗前，对高危或可疑患者进行多导睡眠图检测，以筛查阻塞型SAHS患者并进行有效治疗，对于提高心律失常治疗效果是很有意义的。

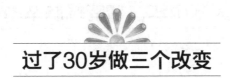

过了30岁做三个改变

首都医科大学附属北京安贞医院　周玉杰

心脑血管是人体的生命之河，但作为"三高"之一的高血脂，已经开始慢慢阻塞这条生命之河的畅通。人过了30岁，就应该有意识地改变原有的不良生活习惯。要控制血脂，首先要做到3个改变。

第1个改变：戒烟

很多人知道吸烟对肺不好，但很少有人知道，吸烟也毁坏心脏，破坏血脂平衡。研究发现，吸烟者总胆固醇水平比不吸烟者高，同时吸入的一氧化碳进入血液，会降低有益胆固醇，升高有害胆固醇。

第2个改变：减少饭局

在家吃健康食品能有效控制胆固醇的摄入，但去餐馆吃饭就不同了。餐馆里的食物通常富含饱和脂肪酸、高热量和高盐，即使再健康的选择也容易导致胆固醇超标。另外，过量饮酒除了会导致肥胖，乙醇也会促进人体合成甘油三酯，增多有害胆固醇的分泌。所以，去饭店吃饭应控制饮酒，尽可能不饮或少饮。

第3个改变：坚持锻炼

每天坚持有氧运动30分钟是控制血脂的好方法，运动锻炼能有效降低人体内胆固醇、甘油三酯及低密度脂蛋白含量，增高高密度脂蛋白含量。但有氧运动不是散散步、遛遛狗那么简单，最好去快走或慢跑，且要坚持下去才能看到效果。一般坚持运动6个月，就能明显看到降脂效果。

另外，很多人平时工作忙，可以见缝插针地进行锻炼，比如出门能走路就不要坐车，能爬楼梯就不坐电梯等，这样既能提高效率，又能起到锻炼的效果。

人到中年，请警惕脑卒中

北京清华长庚医院　武　剑

流行病学调查发现，近年来卒中的发病率有逐渐年轻化的趋势，中年卒中患者所占比例也越来越高。中年人作为社会的中坚力量、家庭的中流砥柱，其发生卒中后致残、致死将极大地增加社会和家庭的负担。那么是什么原因导致越来越多的年轻人患上了脑卒中这一可怕的疾病呢？对于中年卒中的危险因素及其诊疗和预防，你知道吗？

一、脑血管疾病有遗传吗

脑血管病可能与遗传因素有关，有些类型的脑血管病本身就是遗传病，比如伴有皮质下梗死和脑白质变性的常染色体显性遗传脑动脉病（CADASIL）等。对于有脑血管病家族史的朋友应该根据可能的危险因素或者发病原因选择药物进行预防，如控制血压、血糖、血脂、同型半胱氨酸水平的药物以及抗血小板药物等。

二、青年人脑血管疾病应如何预防

针对青年脑血管病不断上升的发病趋势，除了高血压、酗酒、吸烟、夜生活过度、高脂肪饮食等危险因素外，还有先天性颅内动脉瘤或先天性血管畸形、血液系统疾病、多发性大动脉炎、病毒感染、红斑狼疮、代谢异常（如高同型半胱氨酸血症）、心脏疾病、头颈部的外伤、妊娠、分娩、口服避孕药等。因此，必须纠正不健康的生活方式、积极查找原发病因并及时治疗才是青年人远离脑卒中的关键。

三、吃阿司匹林真能预防脑血管病吗

阿司匹林作为脑血管病的一级预防用药，已被多项临床试验所证实，故有专家推荐对于卒中风险足够高的个体可使用阿司匹林进行心脑血管病的预防。大部分血压控制稳定的高血压患者、非瓣膜性心房纤颤患者以及颈动脉狭窄者，如果无禁忌证，都应该考虑使用阿司匹林一级预防心脑血管疾病。80岁以上高龄的男女人群，有关阿司匹林预防心脑血管的益处或危害的资料非常少，需要听从医嘱；对于55岁以下的健康女性和45岁以下的健康男性人群，除非合并有较多心血管事件危险因素者，不鼓励服用阿司匹林进行心血管疾病的一级预防。需要注意的是：每个患者的具体情况不同，合并症也不同，需要具体问题具体分析，听从医嘱。

四、有高血压，能要孩子吗

患有高血压病的男性和女性，都可以正常养育后代。但患有高血压病的女性在妊娠期间母亲及胎儿的危险均大于没有高血压病的孕妇，因此，应在妊娠期间严密监测血压，出现血压升高或其他不适及时就诊。此外，鉴于高血压病可导致多个重要器官受损，在妊娠前应行全面检查，排除不宜妊娠的其他情况，如某些心脏病、肾功能不全等。

五、长期服用中成药控制血压副作用更小吗

一般地讲，中药的副作用比人工合成的西药要小些，但是，中药的有效成分比较复杂，有毒副作用的中草药还相当多。无论是西药还是中药，都有不同程度的副作用，传统复方降压药配方的合理性还存有争议，缺乏长期大规模临床研究对心血管保护效应的观察结果。因此，目前建议患者首先考虑使用的降压药物中不包括中成药复方降压药。如果条件许可，还是建议患者到医院就诊，请专科医生根据患者具体情况给予合理的降压治疗方案。

六、降血脂药需要长期服用吗

对于卒中的预防来说，绝大多数高脂血症患者都需要长期服用降血脂药。高胆固醇血症是一种慢性的代谢异常，其最大危害在于增加了心脑血管等疾病的风险。少数病情较轻的患者可以不需要用药，通过改变生活方式（如调节饮食、增加锻炼等）使血脂水平恢复正常；但多数血脂升高明显的患者需要靠药物控制，且无法根治。

七、血脂不高，还需要服用降血脂药来预防卒中吗

长期服用降血脂药不仅仅可以降低血脂，更重要的是可以改善动脉粥样硬化，尤其是稳定动脉粥样硬化斑块。颈动脉超声结果提示颈动脉有粥样硬化斑块，甚至有混合回声或低回声斑块者，就必须长期服用他汀类降血脂药来控制稳定斑块。要严格控制血脂，主要是总胆固醇和低密度脂蛋白胆固醇水平，而且不仅仅是在正常范围就可以了。因此，血脂不高同样需要服用降血脂药来预防卒中，这是毋庸置疑的。

八、脑血管病患者经药物治疗好转后，还要继续服药吗

脑血管病具有极高的复发率，复发后神经功能障碍将明显加重，病死率明显增加。因此，脑血管病患者即使病情好转也应继续服药治疗，预防措施主要包括危险因素控制及特殊治疗。危险因素的控制包括血压、血脂、血糖的控制及不良生活方式的改变；特殊治疗指根据病因不同采取不同的抗血小板、抗凝或手术治疗。此外，还应定期到神经内科或脑血管病专病门诊检查。

九、如何自评脑血管病的风险

脑卒中风险评估≥3分，或既往有脑卒中/短暂性脑缺血发作病史者，评定为脑卒中高危人群；脑卒中风险评估＜3分，但患有慢性病（高血压、糖尿病、心房颤动或瓣膜性心脏病）者，评定为脑卒中中危人群；脑卒中风险评估＜3分，且无慢性病者，为脑卒中低危人群。

脑卒中风险评估包括以下8项：高血压病史（≥140/90mmHg）或正在服用降压药；房颤和心瓣膜病；吸烟；血脂异常或未知；糖尿病；很少进行体育活动（体育锻炼的标准是每周≥3次、每次≥30分钟、持续时间超过1年。

从事农业体力劳动可视为有体育活动）；明显超重或肥胖（BMI ≥ 26kg/m² ）；有卒中家族史。（注：每一项得1分。）

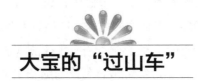

大宝的"过山车"

北京燕化医院　程育博

李大宝是个急公好义的人，左邻右舍不管是谁家有个婚丧嫁娶、搬家修房的事，总能看到他忙碌的身影。那些年单位不景气，大宝下岗后凑钱买了辆车跑出租。

可自打半年前开始，大宝就经常觉得头晕，一天天脑袋老是懵懵的，像扣了一顶安全帽似的。大宝开始还以为是自己晚上趴活没睡好觉，干脆休息了两天，可还是不舒服。说来也巧了，正好赶上有医院来小区义诊，大宝就过去咨询了一下。大夫问了问大宝的症状，给他量了量血压。您猜怎么着？大宝的血压高压150mmHg低压120mmHg。本来大宝还想跟大夫仔细问问该怎么办呢，结果寇阿姨在后面一个劲儿的"该我了，该我了"的催，大宝懒得跟她较劲，就起身走了。

转身，大宝进了小区门口的药店。当班的是个刚刚上班的小姑娘，冲大宝甜甜的一笑："请问有什么可以帮您？"

"姑娘，我想买点治高血压的药。"

"好的，这些都是降压药，您要买哪种呢？"

"唉呀，这个……，我不太懂啊，你帮我选一个吧。"

"不好意思叔叔，我也是刚刚上班，也不懂。要不您先上医院看看去？"

"去医院？怪麻烦的，还是算了吧。你怎么也比我懂，随便给我弄点药就行了。"

"那……"女孩露出为难的表情，"买这个××洛尔的人挺多的，要不您试试？"

大宝回家看了看说明：一次1~2片，一天2次。好吧，先吃一片试试。还别说，一片药下肚，不到两个小时，大宝还真就不头晕了。"嗯，不错！谁说非得上医院？"

就这样，一次1片药，一天吃3次，大宝坚持了一个星期。这天收车早，大宝没事就到社区卫生服务中心量了个血压，还不错，高压130mmHg，低压90mmHg。大宝心里琢磨："看他们被高血压吓得，我这不就没事？"

第二天，大宝没吃药就出车了。可巧拉上个去飞机场的大活儿，虽然赶上了周一的早高峰，但大宝凭着娴熟的车技和脑子里的活地图，穿大街走小巷，不到两个小时就把客人送到了机场。可这会儿，大宝的头又开始晕了，而且比以前晕的更严重。大宝意识到事情不妙，就在附近找了家医院。

也是无巧不成书，坐诊的医生是经常坐大宝车的一位客人。看到大宝进屋，就先开了腔："呦，这不李师傅吗？怎么了您这是？"

"头晕，估计是血压又高了。"

"来来，赶紧坐下，咱们量量……唉呦喂，您这血压可是有点吓人了，高压200mmHg低压130mmHg，难怪您头晕呢。"

"为啥呀？昨天在我们那量还正常呢，这血压快成了过山车了。"

"您今儿没吃降压药吧？"

"嗯，这都正常了还得吃药啊？那不会把血压降低了吗？再说吃那么多药，不是还有副作用吗？"大宝一股脑的把心里的疑问都倒了出来。

"首先啊，这原发性高血压以人类现在的医学水平还不能根治。那怎么办呢？严格控制您的生活方式，规律服药控制血压，来减少发生并发症的风险。第二，就是您吃的这降压药，给您血压控制在正常水平上了，什么时候我们需要减药呢？是血压过低了的时候，而不是血压正常了！第三啊，好多人都担心药物的副作用。咱们现在用的降压药，大多数都是在国际上经过临床试验的，是能减少高血压引起的其他疾病，甚至能延长生命的。而副作用只是在一部分人身上才出现，吃药本身就是一个权衡利弊之后不得已的事情，您在服药过程中仔细观察、定期检查，只要在您身上不出现不良反应，就意味着没有发生副作用，那么对您来说，药物的利处就是大于弊处的。对了，忘了问了，您吃的什么降压药啊？"

"就是在我们小区门口药店买的，一个叫××洛尔的药。"

"难怪您血压这么高呢。这××洛尔在医学上属于β受体阻滞剂一类的，有一个特点，就是突然停药会发生反跳现象。今天啊，咱这么办。咱们先查个头颅的CT排除一下脑出血，要是没事，我给您用点药先把您的血压降降。以后，您去您家小区旁边那个医院找郭大夫，那是我的师妹。您以后就固定了在她那看高血压，让她给您查查，您的高血压是不是其他病引起的，给您讲讲这以后生活上都应该注意什么，给您调调降压药。您这年纪，只要您能耐受，血压能控制在高压120mmHg、低压80mmHg以下才算理想呢。这血压您要是不控制的话，将来……"

回家的路上，大宝回想着大夫的话，有点后怕。"原来高血压是这么可怕的事，还可能引起脑出血、脑血栓啥的。明天一早我就找郭大夫去，要不万一哪天'弹弦子了'，自己受罪不算，还拖累了家人，当真比死了还可怕呢。"

悲伤过度真的会"心碎"

首都医科大学附属北京安贞医院　刘文娴

在极度伤心时，人们会用"心碎了"来形容悲伤，但有时候这个词真不夸张。

曾经有位女患者被送到医院急诊室，胸痛地厉害，浑身大汗淋漓。为她做心电图后，显示广泛导联的ST段抬高，这是急性心肌梗死的症状啊，赶紧又做了冠脉造影检查，结果却让医生们很惊讶，冠状动脉是完全正常的，这就是说，她还不是我们通常理解的由于冠脉内血栓导致的急性冠脉闭塞。后来我们向这位患者询问才知道，一周前她的丈夫去世了，导致她极度伤心，出现了这种情况。经综合分析，我们判断她是患上了"心碎综合征"。

一、悲伤情绪就像心脏毒素

这是一种由悲痛或震惊所引发的胸痛、憋气和呼吸短促等一些类似于心脏病症状的现象。当人们遇到过量或突如其来的情绪压力时，身体会释出大量肾上腺素及其他化学物质，并进入血液。这些物质对心脏来说宛如毒素，影响心肌的正常活动，使血管收缩、心肌收缩力减弱，造成类似心脏病发作的症状。

也就是说，人在过度悲伤的时候，就容易引发心碎综合征。其实并不是真的心碎了，检查后心脏通常都没有明显的器质病变（其实是存在一定的心脏结构改变的），只是这种痛的感觉，就像心真的碎了一样。

根据《悉尼先驱晨报》（Sydney Morning Herald）曾发表的美国斯坦福大学一个有关悲伤的研究显示，悲伤的患病率和病死率都会因悲伤程度而有所增加，尤其是在心爱的人去世后的6个月内。善于控制和调节情绪的人，能够及时消除、克服悲伤等不良情绪，从而最大限度地减轻它们的刺激和伤害；而那些喜怒不形于色的人，总是强行压抑情绪的外露，殊不知这种"坚强"却会给健康带来危害。因为意志虽然可以控制情绪，但却无法控制器官，心脏活动，血管、汗腺的变化和肠、胃、平滑肌的收缩等还是会随着情绪波动而变化。表面上看来似乎控制住了情绪的人，实际上却使情绪更多地转入体内，给体内器官造成损害。

二、两类人要防心碎综合征

一般来说，女性更易患心碎综合征，根据美联社报道，美国阿肯色州大学的心脏病专家阿布舍克·德希穆克博士在收录了约1000家医院资料的联邦数据库中，找到了6229例心碎综合征病例，这些病例中，只有671例是男性。德希穆克发现，女性总体发病率是男性的7.5倍，其中55岁以下女性的发病率是同龄男性的9.5倍，55岁以上女性的发病率比年轻女性高3倍。另外，研究显示，心碎综合征的发生与人的性格有关，美国学者最早将人的性格分为A型和B型：A型性格表现为急躁、易冲动、缺乏耐心、强烈的时间紧迫感、争强好胜等；B型性格则从容不迫、耐心容忍、不争强好胜、会安排作息。这里并没有指明是哪种性格的人易患心碎综合征。

当不良情绪产生时，应当通过适当的途径排遣和发泄，千万别闷在心里。家属或朋友要帮助悲伤者认识到哀恸情绪和有关行为都是正常的，并鼓励他们适度表达，比如找人倾诉、探讨或纪念。如果十分痛苦，最好哭出来，动情而哭时，会分泌更多的激素和神经递质，有助于去除体内因负面情绪而分泌的化学物质。

庆幸的是，若无严重并发症，心碎综合征比心脏病的预后要好，患者的心脏不会受到永久伤害，通常在接受住院治疗，经过心理的平复、适当的心肌营养治疗和休息后，人会很快好转康复。但要提醒的是，心碎综合征若不及时处理，血管痉挛严重，也会造成心搏骤停、呼吸停止，出现猝死，所以不能掉以轻心。

什么年龄易发冠心病

首都医科大学附属北京天坛医院　徐　东

冠心病是一种常见的、严重危害人类健康的心脏疾病。人们通常会把冠心病与白发苍苍的老年人突然手捂胸口的情景联系起来，医学上也是把冠心病放在老年病的范畴进行研究的。多项研究表明，冠心病的发病率随着年龄的增长而上升，程度也随着年龄的增长而加重。

冠心病出现临床症状多见于40岁以上的中、老年人，49岁以后进展较快，致死性心肌梗死的患者中约80%是65岁以上的老年人，高胆固醇血症引起的冠心病死亡率也随年龄的增大而升高。近年来还发现，冠心病发病有年轻化的趋势，这主要与不良的生活习惯和饮食习惯有关。

虽然冠心病是中、老年人的常见病和多发病，但病理研究显示，动脉粥样硬化是从婴儿期就开始的缓慢发展过程。随着年龄的增长，其病变速度加快、程度加重，等到患者出现临床症状时，其冠状动脉粥样硬化病变和管腔狭窄已到了中、晚期。所以说，从幼儿到出现冠心病症状这期间的几十年一定要做好冠心病的预防。事实上，除了性别、年龄和家族史外，其他的危险因素都是可以加以预防和治疗的。因此，预防冠心病要从儿童做起，必须从小养成良好的生活习惯和健康的生活方式，合理膳食，避免摄入过多脂肪和甜食，拒绝吸烟，加强运动，预防肥胖、高脂血症、高血压和糖尿病的发生，如果发生上述疾病更要积极地控制体重、血脂、血压和血糖。

动脉粥样硬化的进程

动脉粥样硬化是累及体循环系统动脉内膜的疾病，冠状动脉、肾动脉、下肢动脉都是易被累及的动脉。受累的动脉内膜形成散在的斑块，而脂质是粥样硬化斑块的基本成分。粥样硬化斑块进程分为六期：第Ⅰ期为初始病变，第Ⅱ期为脂质条纹期，第Ⅲ期为粥样斑块前期，第Ⅳ期为粥样斑块期，第Ⅴ期为纤维斑块期，第Ⅵ期为复杂病变期。

根据粥样硬化斑块的这六期进程，又将粥样硬化的临床症状分为四期。第一期为无症状期或隐匿期，在这期，粥样硬化斑块已经形成，但动脉管腔尚无明显狭窄，所以患者无明显临床症状。第二期为缺血期，在这期，动脉粥样硬化斑块已经导致管腔狭窄，从而引起器官缺血。如果累及冠状动脉，患者则出现心肌缺血的心绞痛表现，长期会导致心功能减退；如果累及肾动脉，患者则可出现顽固性高血压和肾功能不全；如果累及下肢动脉，患者则会出现下肢发凉、麻木和间歇性跛行。第三期为坏死期，在这期，动脉管腔已经被粥样硬化斑块堵塞或者管腔内形成血栓，这时受累动脉所供应的组织、器官会出现坏死。如发生在冠状动脉，患者则出现急性心肌梗死；如果发生下肢动脉闭塞，患者则出现肢体坏疽。第四期为纤维化期，在这期，受累的组织、器官由于长期缺血，出现萎缩和纤维化。如果发生在心脏，可导致心脏纤维化出现心脏扩大、心功能不全等；如果发生在肾脏，可导致肾萎缩，进而发展为肾功能衰竭。

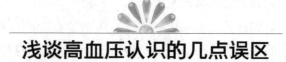

浅谈高血压认识的几点误区

首都医科大学附属北京同仁医院　秦明照

高血压是一种常见的心血管病，在中国约有2.7亿高血压患者。心血管病死亡中一半与高血压有关，高血压的致残率高，可引起脑卒中、心力衰竭、肾功能衰竭等严重情况。规范高血压治疗很重要。在临床工作中常常遇到不恰当甚至是错误的做法，不知您是否也有这些问题呢？

一、老年人血压高些没关系吗

不少人误以为随着年龄的增长，血压随之增高是一种生理现象，认为年龄越大，高血压的诊断标准相应地越高。这一错误认识在老年人群中尤为突出，有些高血压患者也因此得不到正确诊断和有效治疗。实际上，老年人的诊断标准跟中、青年人一样，在未使用降压药物的情况下，非同一天3次测量安静休息状态下的血压，收缩压（高压）≥140mmHg和/或舒张压（低压）≥90mmHg，就可诊断为高血压。

既往诊断了高血压，目前正在使用降压药物，测量血压虽然低于140/90mmHg，也还是有高血压。应该根据个人的具体情况，在医生的指导下进行治疗。

二、我平常没有不舒服的感觉，血压应该是正常的，不用检查

虽然血压升高会出现脖子发僵、头痛、头晕，有时可能还会恶心、想吐，或者引起耳鸣、心慌气短等，但血压的高低与症状的轻重没有明确关系。实际上多数高血压患者没有明显症状。而这种无症状性高血压虽然没有造成感觉上的异常，但持续的高血压状态会促进动脉硬化的发生、发展，导致心、脑、肾等重要器官的损害，从而影响生活质量甚至危及生命。因此，定期监测血压很重要。

三、为什么我的血压"压差"那么大

收缩压与舒张压的差值就是脉压，俗称"压差"。正常人的脉压为30~40mmHg，大于60mmHg的就是脉压过大。这种情况普遍见于老年人，原因是老年人随年龄增长动脉逐渐硬化，大动脉僵硬、弹性变差造成收缩压升高、舒张压下降，压差增大。此外，主动脉瓣关闭不全、甲状腺功能亢进及严重贫血时，也会引起压差增大。因此，脉压大的患者首先应向医生咨询，由医生通过检查明确原因。如果仅仅是年龄增大、动脉硬化造成的，要遵医嘱按时服用降压药，定期测量血压，注意避免为控制收缩压（高压）而使舒张压（低压）过低。如果有其他原因则应针对病因治疗。

四、一发现高血压就要吃药吗

答案是不一定。应该到医院就诊，医生会根据患者的血压水平、危险因素、重要器官损害情况等进行危险分层。任何高血压患者都应该首先改善生活方式，限盐、增加钾盐摄入、戒烟、限制饮酒、适当运动、控制体重、保证良好睡眠、避免精神过度紧张及保持心理平衡。然后医生会根据患者的危险分层来决定是否应用降压药物。多数高血压患者需要在生活方式改变的基础上服用降压药。每位患者的自身具体情况不同，血压控制目标也不同，需在医师指导下将血压控制在理想又安全的范围。

五、既然已经吃降压药了，吸烟饮酒就无所谓了

高血压是多种因素综合作用造成的，治疗也是综合的，改善生活方式和药物治疗缺一不可，健康的生活方式是基础。吸烟、饮酒、食盐量大、熬夜等不良习惯不加以控制，会继续损害血管及心、脑、肾等器官，加重高血压。正确的做法是除选择适当的药物外，必须要长期坚持健康的生活方式。

六、我可以一直照着大夫的方子自己买药吗

降压不仅要将血压降至目标水平，而且要长期稳定。因此，要定期测量血压，观察疗效，掌握用药量与血压变化之间的关系，了解需要用多大剂量或怎样联合用药才能使血压稳定在理想水平。另外，降压强调个体化治疗，医生要不断评估，根据患者的情况和合并的疾病及时调整用药，杜绝照方开药，患者更不能长期照方买药。

七、血压正常了可不可以停药

高血压患者通常需要终生服降压药，随意停药后血压会再次升高，血压波动过大，对心、脑、肾损害更严重。正确的做法是，在长期的血压控制后，在医生指导下小心地逐渐减少药物的剂量和种类。在减药的过程中，必须监测血压的变化，并且要注意血压的季节差异，部分患者夏天可以减少降压药的用量。但一旦出现血压再次升高而非药物治疗不能控制时，应及时在医生指导下恢复及调整药物治疗。

八、"是药三分毒"，我能不能用保健品代替降压药

一些患者认为目前长期服用的抗高血压药物都有副作用，不愿意长期用药。当从广告看到或从亲朋好友处听到某保健品可根治高血压，拿来这些保健品说明书没有注明副作用时，就不惜花很多钱去买保健品。但实际上，目前没有明确证据支持这些保健品可替代降压药。因此，这样做不但造成了经济损失，还可能引起血压波动，合并冠心病的患者突然停药还可能诱发心脏病发作。因此，高血压患者应该在医生指导下合理用药。

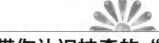

带你认识神奇的"140/90"

首都医科大学附属北京安贞医院　罗亚玮

世界卫生组织（WHO）流行病学资料显示，高血压并发症已成为影响全球疾病负担的首要危险因素。今天我们来谈谈一个关于高血压知识中非常重要的数字——神奇的"140/90"。

一、"140/90"是确诊高血压病的标准诊断阈值

在未用抗高血压药情况下收缩压 ≥ 140mmHg和（或）舒张压 ≥ 90mmHg，定义为高血压。所以"140/90"是确诊成人高血压病的标准诊断阈值。考虑到人体血压存在明显波动性，如果非同日反复测量3次均达到或超过140/90mmHg，那么高血压就确诊了。血压测量可在医院诊室内完成也可在家完成。家庭自测血压往往更能反映日常血压的真实水平，帮助提高高血压诊断的准确性和治疗效果的评估。小于16岁的儿童高血压诊断标准不同于成年人，所以这个诊断阈值是不适用于儿童的。

原本没有高血压的妇女怀孕后可能会出现血压水平异常升高，叫做"妊娠期高血压"。其诊断阈值也是140/90mmHg。重度妊娠期高血压对妈妈和宝宝有严重影响，妈妈会出现血压异常、蛋白尿、水肿、抽搐，宝宝会出现宫内缺氧、生长发育延迟等。无论是急性高血压还是慢性高血压，都需要积极

降压处理并注意监察母体状况。需要注意的是，怀孕妇女血压较基础血压升高30/15mmHg，但低于140/90mmHg时，虽不作为诊断依据却需要密切随访。

二、"140/90"是高血压病异常血压水平分级的初始指标

根据血压升高水平，高血压进一步分为1级、2级和3级。收缩压140~159mmHg和（或）舒张压90~99mmHg是1级，收缩压160~179mmHg和（或）舒张压100~109mmHg是2级，收缩压≥180mmHg和（或）舒张压≥110mmHg是3级。因此，140/90是高血压病异常血压水平分级的初始指标。随着血压的升高，分级也升高，危险程度也明显增加。一些朋友认为，1级高血压属于血压升高的初期，常常也没有什么不舒服的症状，不需要太多关注。这样的想法大错特错。比如以两位患者为例，第一个人单纯血压高，最高血压175/110mmHg，没有其他疾病；第二个人最高血压140/90mmHg，但同时吸烟并患有Ⅱ型糖尿病和肥胖。第二个人血压水平属于1级，看起来血压升高不明显，但是心血管患病危险度却显著高于第一个人。为什么这样说呢？除了血压分级外，临床上还规定高血压危险分层、心血管风险分层根据血压水平、心血管危险因素、靶器官损害、临床并发症和糖尿病分为低危、中危、高危和极高危四个层次。多种心血管危险因素（吸烟、糖尿病、肥胖等）并存的情况下，一个轻度（1级）的高血压患者也可能属于极高危状态，意味着未来10年内他患血管疾病的风险大大升高。所以，除了重视血压水平还要关注高血压的危险分层。

刚刚达到140/90mmHg意味着血压轻度异常，改善生活方式就很可能"根治"高血压无须用药。1级高血压在血压刚刚升高的时候，如果能够很快进行生活方式干预，也有可能获得不用服用降压药物的"蜜月期"。"蜜月期"的长短因人而异，数月到数年不等。因此，一定要重视高血压的早期诊断和治疗。一定要在火势还小的时候压制住火焰蔓延，才能不造成整片森林的毁损。

三、"140/90"是高血压病治疗的重要目标值

大家不要小瞧这个"140/90"。为了使全民血压水平都能达到这个指标以下，医务工作者做了十分辛苦的努力，但是实际收效并不理想。要实现血压水平在140/90mmHg以下还需要全社会做大量的防病、治病工作。

需要注意的一点是，不是所有人都采用同一个治疗目标。也就是说，不是所有的血压水平都要求控制在140/90mmHg以下。为了保证重要脏器尤其是大脑的正常运行，65岁及以上老年人收缩压控制在150mmHg以下即可，不需要强行控制在140/90mmHg以下。伴有慢性肾脏疾病、糖尿病，或伴有病情稳定的冠心病、脑血管病的高血压患者，治疗更宜个体化，一般可以将血压降至130/80mmHg以下。

综上所述，140/90这个神奇的数值在高血压的诊断、分级、危险分层、疗效评估中均扮演着重要的角色。让我们所有的人一起努力，实现控制高血压、减少并发症和合并症的终极目标。

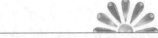

节假日如何预防急性心肌梗死

首都医科大学附属北京天坛医院　　陈步星

近些年，每逢春节，医院里需要急救的急性心肌梗死的患者明显增多。

急性心肌梗死作为威胁生命的最重要杀手，正在悄悄渗入我们的生活。心肌梗死发病率高，并且也越来越年轻化。尤其是在冬、春季节和各种节假日更容易发病。绝大多数心肌梗死患者发病前有相关的冠心病危险因素，比如患有高脂血症、高血压、糖尿病和吸烟等常见危险因素。节假日期间，亲戚和朋友聚会，应酬增加，甚至暴饮暴食，大量主动吸烟或被动吸烟，加上没有充分休息时间，这些因素均有可能促进心肌梗死的发生。

如何能减少节假日急性心肌梗死的发生

（1）注重心理平衡与情绪稳定。情绪的波动会引起血管的收缩，心率加快，从而使心肌发生缺血、缺氧，诱发心肌梗死。因此，在节日里应尽力避免过度兴奋、激动、愤怒与焦虑等情绪发生。

（2）注意保温，适时加减衣服，可降低心肌梗死的发生率。寒冷刺激是发生心肌梗死的重要诱因。在节日里走亲访友、酒酣面热的时候，尤其要注意衣物的增减。

（3）在节日期间高热量与低纤维所充斥的饮食中，保持大便的通畅，亦可降低心肌梗死的发生率。便秘患者在用力排便时，腹腔内压力会突然升高，这可影响心肌的血液供应，诱发心肌梗死。因此，在节日中应多吃些蔬菜、水果，少吃油腻、油炸食物，以保持大便通畅。

（4）减少烟酒的摄入可降低心肌梗死的发生率。因烟中的尼古丁等物质可促使冠状动脉发生痉挛，诱发心肌梗死。而酒精本身亦可以导致交感神经兴奋，引发心肌梗死。

（5）注意生活规律，劳逸结合，保证充足的睡眠。在节日里亲友相聚的同时，也伴随着熬夜等现象的出现，从而导致交感神经紊乱诱发心肌梗死。所以，节日期间应避免过度劳累。

（6）注意饮食和适当的运动。在节日的聚会中减少脂肪的摄入量，应少吃油炸食品以及奶油、肥肉和动物内脏，多吃一些粗粮、蔬菜和水果，可降低心肌梗死的发生率。

（7）当有任何不适，如胸闷、胸痛、恶心、呕吐、头晕的时候，请及时就医。

最后，这里提醒已有冠心病或有冠心病危险因素的患者，节假日期间更要注意按时服药，必要时按医嘱增减药物，避免各种危险因素急剧变化而诱发心肌梗死。

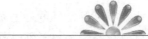

拿什么来拯救脑中风者的睡眠

北京市海淀医院　于逢春

脑卒中，也就是人们常说的"脑中风"，由于其极高的发病率、死亡率、致残率及复发率，使其成为严重威胁人类健康的常见病、多发病。一个尽人皆知的事实是，一旦患上脑中风即可能会瘫痪、痴呆或是丧失生活自理能力，甚至死亡。但是，大家却很少关注脑中风患者睡好了没有。事实上，患脑中风的人睡眠也是很成问题的。普通人群中睡眠呼吸暂停的患病率是2%~4%，而脑中风患者急性期睡眠呼吸暂停的患病率可高达80%。失眠、睡眠增多现象在脑中风患者中也极其常见。

概括地说，脑中风患者睡眠障碍非常常见。睡眠障碍表现形式可以是失眠、嗜睡、睡眠呼吸暂停、发作性睡病、睡眠中行为异常等。无论哪种睡眠障碍，都将严重影响睡眠质量。我们可以想象，睡眠对健康人都十分重要，通过睡眠可以恢复体力、脑力，就像过热的计算机需要关机重启一样，睡眠对人体是一种修复，这种修复是不可或缺的。那么，对于脑中风者，原本就有病损的大脑又遭遇了睡眠问题，该如何来修复病损的大脑呢？研究已经证实，睡眠障碍严重影响脑中风患者的功能恢复及预后。

归纳起来，引起脑中风患者睡眠障碍的原因主要有以下几方面：①脑血管病损害睡眠相关的神经核团，如丘脑病变出现嗜睡，脑干病变出现睡眠中行为异常等；②脑血管病导致神经递质异常，由此引起各种睡眠异常表现及睡眠-觉醒节律紊乱，或抑郁焦虑引发失眠等；③脑血管病会损害皮层及脑干的呼吸中枢引起中枢性呼吸暂停；④损害支配咽喉部及呼吸肌的运动神经元及其神经纤维，则导致阻塞性呼吸暂停或低通气。

我们最关注的是如何拯救脑中风患者的睡眠。以下几方面供大家参考。

（1）首先，明确是哪种睡眠障碍类型，不同的睡眠障碍，治疗方案是不同的。

（2）其次，积极配合医生治疗原发病——脑中风，随着脑血管病的好转，其睡眠问题会有一定程度的改善。

（3）注意为患者营造良好的睡眠环境，如温度、湿度、光线适宜，避免噪音。

（4）严格睡眠卫生管理，即遵守适宜的作息时间，睡前保持情绪平稳，避免睡前饮过多的水、饱食及饥饿，避免睡前服用兴奋性物质，避免睡前剧烈运动，避免长时间卧床，适当增加日间光照等。

（5）良好的家庭和社会支持、适当的心理疏导有助于帮助患者建立信心，对睡眠有一定的促进作用。

（6）认知行为疗法对原发性失眠有明确的疗效，对卒中后失眠疗效有待进一步研究。

（7）必要时可选择相关的药物治疗。药物选择一定要考虑到药物的不良反应及安全性。《中国成人失眠诊断与治疗指南》中指出，非苯二氮䓬类药物，如扎来普隆、唑吡坦，安全、有效，可以作为短期失眠者的首选。合并抑郁及焦虑状态的患者，可适当使用抗抑郁、抗焦虑药物。

（8）明确诊断睡眠呼吸暂停者，应该积极干预，解决夜间呼吸暂停、缺氧等问题，具体可采用体位调节、夜间持续正压通气、口腔矫形器等。

总之，睡眠的重要性众人皆知，脑中风患者睡眠障碍相当常见，而且明显影响患者的预后，应该引起重视，且应该在睡眠专科医生指导下进行治疗。换句话说，拯救脑中风患者的睡眠是需要专业化及个体化的。

动脉粥样硬化的预防

北京医院　张新超

动脉粥样硬化是最常见、最重要的动脉硬化类型，它的主要病变特征是受累动脉的内膜下脂质沉积，伴有平滑肌细胞和纤维组织增生以及钙盐沉着，逐步发展形成动脉粥样硬化性斑块。本病主要累及大型及中型的肌弹力型动脉，其中以冠状动脉和脑动脉为多见，常导致管腔闭塞或管壁破裂出血，进而发生心肌梗死、脑卒中等严重后果，对人民健康的危害甚大，是中老年人主要的病死原因之一。

一、动脉粥样硬化的发病因素

动脉粥样硬化的病因可以分为内因（先天性因素）和外因（后天性因素）两方面。

年龄和性别是动脉粥样硬化发生的两个不可控制的先天性因素。据对北京地区35岁以上的70万人的调查，冠心病和脑出血的发病率每隔10岁增高3倍，而且随着年龄的增长，动脉粥样硬化形成的速度也加快。在性别上，女性在绝经期前由于受卵巢激素保护，很少发生动脉粥样硬化，很少患冠心病和发生心肌梗死，50岁以前心肌梗死的男女比例是9∶1；但是50岁以后，女性卵巢功能萎缩，心肌梗死患者也随之增多，60岁时男女比例为3：1；到70岁时，男女患病的比例接近1：1。此外，有动脉粥样硬化家族史的人也容易患此病，且发病年龄较早。

动脉粥样硬化发病更重要的还在于后天因素的作用，如高血压、血脂异常、吸烟、糖尿病、肥胖、运动太少、心理紧张等，这些都是导致动脉粥样硬化的高危因素。已患动脉粥样硬化的人群容易出现心肌梗死、脑卒中等严重不良事件；而出现心肌梗死、脑卒中等事件后，其病情往往较重，预后较差。

二、动脉粥样硬化的表现

动脉粥样硬化的表现主要取决于血管病变及受累器官的缺血程度，主动脉粥样硬化常无症状，但如果形成主动脉瘤，一旦破裂或出现急性主动脉夹层分离，可迅速致命。冠状动脉粥样硬化（冠心病）者，若管腔狭窄达75%以上，则心肌缺血、缺氧，可发生心绞痛、心肌梗死、心律失常，甚至猝死。脑动脉硬化可引起缺血性脑卒中或血管破裂造成出血性卒中，表现为眩晕、头痛、呕吐、肢体瘫痪、失语、意识丧失等；也可引起脑萎缩，表现为精神和行动失常、智能和记忆力减退，以至痴呆等症状。肾动脉粥样硬化常引起夜尿、顽固性高血压，严重者可有肾功能不全。下肢动脉粥样硬化引起血管腔严重狭窄者，可出现间歇性跛行、足背动脉搏动减弱或消失，严重者甚至可发生坏疽（坏死）。

三、动脉粥样硬化的预防

应当明确，动脉粥样硬化是一个缓慢的病理过程，如能有效地控制和治疗各种危险因素，一段时间之后，已有病变是可以部分逆转或消退的。因此，动脉粥样硬化患者一定要树立长期防治的信心，其一是要积极配合以医生为主导的高血压、血脂异常、糖尿病等危险因素的药物干预和控制，其二是以高危人群和患者本身为主导的改变不良生活方式与饮食结构或饮食习惯的非药物干预。

1.合理膳食贯穿于动脉粥样硬化的初级、一级和二级预防的全过程

（1）膳食总热量不能过高，以维持正常体重为度，保持体重指数（BMI）在18~24之间[BMI=体重（千克）/身高（米）^{2}]。提倡饮食清淡，多食富含维生素C（如新鲜蔬菜、瓜果）和植物蛋白（如豆类及其制品）的食物。可能条件下，尽量以豆油、菜籽油、麻油、红花油等作为食用油。

（2）超体重者，宜低脂饮食，限制酒及含糖食物的摄入。40岁以上者应避免经常食用过多的动物性脂肪和含胆固醇较高的食物，如肥肉、蛋黄、蟹黄、动物的内脏、鱿鱼、奶油及其制品。减少动物脂肪的摄入，增加蔬菜、水果和谷类等食物摄入等。

（3）已确诊动脉粥样硬化尤其冠心病者，严禁暴饮暴食，以免诱发心绞痛或心肌梗死。合并有高血压或心力衰竭者，要同时限制食盐入量。

2.适当参加一定的体力劳动和体育活动　运动能提高心脏最大输出量和增加从血液摄取氧的量，还能提高饮食治疗调整血脂的效果。运动要坚持三个原则：有恒、有序、有度，即长期规律地、循序渐进地、因人而异适度地运动，过度运动反可造成心血管意外或猝死。

3.合理安排工作和个人生活　生活要有规律，保持乐观、愉快的情绪，避免过度劳累和情绪激动，注意劳逸结合，保证充分睡眠。

4.提倡不吸烟，不饮烈性酒　虽然少量葡萄酒（干红）有抗氧化的作用，但长期饮用会引起其他问题，因此不宜提倡。

二、生殖与
妇女保健

生殖健康·健康中国

北京大学第三医院　乔　杰

　　"健康是促进人的全面发展的必然要求，是经济社会发展的基础条件。实现国民健康长寿，是国家富强、民族振兴的重要标志，也是全国各族人民的共同愿望。"——《"健康中国2030"规划纲要》

　　人，生从何来？这是一个医学问题，也是一个文化学问题，更是一个哲学命题。不同国家、不同文化传统、不同宗教领域，对于何为生，都有不同的理解和定义。在中国人的传统观念中，生，就是出生，经历过十月怀胎、一朝分娩，从呱呱坠地的一刻开始，宣告一个崭新生命的诞生。从这一刻开始，生、老、病、死，成为每个人都必须遵守的自然规律。人们总是追求更好的生存状态、更高的生命体验，我们要保留生的喜悦、延缓老的到来、减轻病的痛苦、追求死的尊严，于是，健康成为人们持续关注的话题。"吃五谷、百病出"，古人的智慧总结出我们的健康与饮食有关。随着医学的进步，人们逐渐意识到，很多疾病与自身的生活习惯、所处的自然环境，甚至心态的健康与否密切相关。于是，更多的人通过调整饮食和生活习惯、改善周边环境、调解心理状态来追求健康，并取得了一定的效果。而医学随着大众的需求和科技的发展，也越来越多地满足了人们治愈疾病、减轻痛苦的要求。

　　然而，长期以来，总有一些疾病让人们似乎束手无策，它随胎儿的降生而出现、似乎无法预测；有的随年龄的增长而恶化、似乎无法治愈，人们无奈地把这些疾病称之为"娘胎里带的病"，被动接受它危及生命、影响生活的痛苦。科技在进步、医学在发展，我们逐渐认识到"娘胎里带的病"应该叫作遗传病，这样的疾病还常常导致出生缺陷，成为"健康中国"路上的巨大阻碍。

　　通过一代又一代医学工作者的不懈努力，我们对遗传疾病从认识到了解、从了解到诊断、从诊断到治疗，取得了显著的进步。我们先是可以通过宝宝的出生检查，尽早判断宝宝是否患有某些疾病，通过饮食和生活方式的调整避免症状的发生。后来，我们可以通过产前筛查、产前诊断等技术，在宝宝还在妈妈肚子里的时候就能够发现他们的先天不足，对出生后不能存活的宝宝选择较早期终止妊娠，减少家庭情感和经济上的负担。

然而，如果每次怀孕都在孕期查出宝宝异常而引产，会给家庭带来沉重的思想负担，究竟怎样才能获得健康孩子，不仅是亿万家庭关心的问题，也是我们一直致力于解决的课题。近年来，我们一直致力于此，用医学的力量帮助准备孕育生命的家庭，全国各地的遗传病家庭纷纷远道而来向我们求助。

下面，我们来讲一个故事。

桐桐的父母带着她来到我面前的时候，着实令我惊讶，对于疾病的研究和了解远不及患者站在面前带来的触动。15岁的花季少女，却因为患有"早老症"，看上去就像一位耄耋老人，器官也如老人一般衰退。在同龄人的生活刚刚开始的时候，她的生命却走向了尽头。懂事的桐桐没有沉浸在痛苦之中，而是勇敢的跟随父母来到了我面前，希望通过医生的帮助获得健康的弟弟或者妹妹，抚慰父母即将失去她的悲痛心情。

桐桐的父母都是健康人，为什么会生出患病的孩子？这就要从人体的密码——染色体和基因说起。人的染色体成双成对，一半来自父亲，一半来自母亲。在孕育后代的时候，再将染色体中的一半遗传给自己的孩子。染色体中含有的基因就是人体的"密码"，各种不同的"密码"编译出各自不同的人。染色体是成对的，疾病相关的基因也是成对的。这对基因会进行"战斗"来决定胜负，可能有一方胜利，也可能是平局。如果胜利的一方是致病基因，就会导致疾病；如果胜利的一方是正常基因，就不会患病。如果平局的两个基因都是致病基因，也会患病。桐桐的爸爸妈妈都是正常基因打败了致病基因，所以都是健康人，但不幸的是，他们都把致病的基因遗传给了桐桐。那么，如果桐桐的父母都把正常的基因遗传下来，肯定会获得健康的孩子，哪怕只有其中一方遗传了正常基因，另一方遗传了致病基因，因为正常基因会打败致病基因，孩子也会是健康的。要实现这样的目的，就要依靠生殖医学。

生殖医学是什么？有人会马上说"试管婴儿"。是的，"试管婴儿"是生殖医学的一部分，但要帮助桐桐的家庭，还需要更多先进的技术——植入前胚胎遗传学诊断（PGD）。这种诊断就像是筛选，让以往听天由命的基因组合变成我们自己能够有"话语权"的过程。通过"试管婴儿"技术，让桐桐父母的精子和卵子在"试管"中结合，并逐渐发育成胚胎，这些胚胎含有的"密码"和它发育后形成婴儿的"密码"是基本一致的。我们通过对胚胎"密码"进行检验，判断它是否含有致病基因。幸运的是，我们发现了不含有致病基因的胚胎，并将这枚珍贵的胚胎送入桐桐妈妈的子宫内，让他（她）像每一个宝宝一样在妈妈的子宫里继续发育。终于，在2016年5月，一个健康的宝宝出生了。

听了这个故事，您仍然觉得人的生命是从出生的一刻开始的吗？应该说，从精子和卵子结合的那一刻，新的生命便开始了，这一刻的结合已经很大程度上决定了今后生活的质量。通过植入前遗传学诊断技术，我们可以将不携带遗传疾病的胚胎筛选出来，将遗传病扼杀在"摇篮"之中，避免遗传疾病的传播、减少遗传疾病家庭的痛苦，让生命的质量有了保障，让生命的尊严得到体现，让"健康中国"有了充分基础。

胚胎健康，是生命健康的基础；生殖健康，是人类健康的第一步。新技术的成功实施和广大人民群众对优生优育的期待激励着生殖医学工作者们不断前行，越来越多的夫妇将从辅助生育技术的进步中获得帮助，实现生殖健康。广大医务工作者也将继续共同努力，向"健康中国"迈进。

没有性生活的女子也会"宫颈糜烂"吗

北京协和医院　谭先杰

"宫颈糜烂"是一个在妇科门诊经常听到的名词，但是某些所谓的高端专科医院存在忽悠患者现象："你的宫颈啊，已经被虫子吃掉大半了，糜烂得不行，再不治疗就会得宫颈癌！先用我们的阴道系列治疗液清洁，然后给你做臭氧除菌、纳米修复，让它光滑如玉……"而另一方面，网上的一些医生一直都在对宫颈糜烂进行声讨，认为宫颈糜烂是一种完全不存在的疾病，不需要做任何治疗，任何针对宫颈糜烂而进行的诊疗行为都是忽悠患者的。一时间，宫颈糜烂到底是不是病、会不会发展成为宫颈癌、该不该治疗引起了广泛讨论。

部分观点认为宫颈糜烂可分为3种类型。第一种是目前医学上大多数人认为的宫颈柱状上皮移位，这是一种生理现象，是宫颈在不同雌激素水平作用下的表现。第二种是各种物理、化学、生物因素引起的宫颈糜烂。这两种宫颈糜烂都不会发展成为宫颈癌。第三种是由于特殊的微生物即人乳头瘤病毒感染同时合并的宫颈糜烂，是宫颈癌前病变的表现。所以，对于宫颈糜烂，不能一概而论简单地认为是重病而吓唬患者，但也不能完全认为其不是病而不重视。即使是前两种宫颈糜烂，如果有白带异常和接触性出血，也需要治疗。而对于第三种类型的宫颈糜烂，更是需要重视，需要进行宫颈癌筛查，并做相应处理。

让宫颈糜烂自己来做"呈堂证供"吧

人们称我为"宫颈糜烂"，我很不自然。因为"糜烂"二字总让人产生作风不正之类的联想。实际上，尽管宫颈糜烂与性生活之间的关系的确说不清道不明，但是糜烂的严重程度却与是否有多个性伴并没有直接联系。换句话说，一个性伴可以使宫颈很糜烂，而有多个性伴者其宫颈未必糜烂。

以前我是过街老鼠，人人喊打。全世界的人都认为宫颈糜烂是宫颈炎症这一黑恶家族中的骨干成员，其他成员还包括急性宫颈炎（宫颈充血水肿、白带多、异味等）、慢性宫颈炎（白带多、异味）、宫颈纳氏囊肿、宫颈息肉等。甚至还认为，如果不对宫颈糜烂进行治疗，就会发展成为子宫颈癌。

目前，我的日子稍微好过一些。新的观点认为，宫颈糜烂并非真正的病，它很可能是女性宫颈的生理改变，权威专家们甚至建议废弃"宫颈糜烂"这一疾病名称。但是，不用说您本人，很多医生目前也还不能接受这一观点。

另外，对于宫颈糜烂会发展为宫颈癌的观点，目前也进行了修正。实际上，引起宫颈糜烂的原因有多种（病毒、细菌、激素、物理或化学等因素），而宫颈癌则是感染了人乳头瘤病毒（HPV）这种特殊病毒的结果。换句话说，宫颈癌或者癌前病变可以表现为宫颈糜烂，但只有由HPV感染导致的糜烂才会发展成为宫颈癌。

我承认，人们重视宫颈糜烂是正确的。主要原因在于，宫颈糜烂与宫颈癌前病变或者与宫颈癌在肉眼检查上很难区分。因此，对于宫颈糜烂，在进行治疗前都需要先做宫颈防癌检查，排除宫颈癌前病变和宫颈癌。

当然，如果这种甚至不再称为病的宫颈糜烂引起了令人难受或难堪的症状，例如白带多、白带带血、性交后出血，合并感染引起白带异味或者引起不孕等，还是应该治疗的。

目前宫颈糜烂的治疗方法主要包括药物和物理治疗（冷冻、电凝、激光、微波等）。对于轻度的糜烂，药物治疗有一定效果；对于中度到重度的宫颈糜烂，通常需要物理治疗。再次强调，治疗前需要做宫颈防癌检查。

至于那些名字动听、价格数千甚至上万的治疗宫颈糜烂的高科技方法，除非您十分有钱，否则缓缓也罢！

简言之，你们需要重视我的存在，但也没必要太拿我说事儿！陈述完毕！

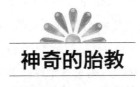

神奇的胎教

北京协和医院　马良坤

一、马大夫讲胎教

"我认为胎教是有作用的。胎教最重要的是有爱，在一个浓郁、融洽、有爱的氛围中生活，你的心情会很好，幸福都是写在脸上的。孕妈妈做到身心合一、身心健康，对你的身体和你的宝宝一定是有好处的。胎教的核心理念是保持健康。"

二、神奇的胎教

所有的宝宝都具有无限的潜能，这些能力在宝宝还没出生的时候就具备了，而在宝宝成长的过程中会逐渐弱化甚至消失。

通常，人们认为胎儿不具备交流能力，其实他们能够接收到父母心中的想法，尤其是母亲的心理状态。孩子的心灵与性格其实早在妈妈肚子里面就慢慢形成了。孕期受到的外界影响，家庭氛围的和谐与否、饮食和生活习惯等都会对孩子成长造成或多或少的影响。

俗话说"母子连心"，胎儿在母体里吸收能力与学习能力都特别强，孕妇可通过外界信息的刺激，促进胎儿接受更多的优良信息，让胎儿的大脑发育得更好，更聪明、更健康。在这种潜移默化的传输过程中，为胎儿的人格养成、智能发育打下坚实基础。

胎教对日后宝宝的成长十分重要，那么受过胎教的宝宝出生后有什么特点呢？

1.心情安稳，总是微笑　母亲与胎儿心灵相通，对着胎儿说话去培育他，将会消除胎儿心中的不安全感。出生后，情绪安稳，活泼可爱，性格上也非常阳光。

2.很少闹人　受过胎教的宝宝一般都不会吵闹，不会粘着妈妈不放，每当听到母亲说话声、脚步声或摆弄食具的响声就能停止哭闹，非常懂事，让家人放心。

3.不会在半夜哭　经过胎教后的宝宝，作息习惯基本上能和妈妈同步，很少出现半夜哭闹的现象，若在睡前播放胎教音乐或母亲哼唱催眠曲，婴儿就能很快入睡，易养成规律的作息。

4.喜欢社交，理解语言能力强　受过胎教的宝宝生后2~3天就会用小嘴张合同大人"对话"，两个多月就认识父母，三个多月就能听懂自己的名字。并且还会用姿势表示愿望，较早理解别人的表情，会"察言观色"。

5.吸收能力很强，很多东西可以一遍就能记住　胎教阶段，妈妈通过爱的沟通方式教胎儿辨识事物，出生后宝宝同样继承母体内不断吸收学习的优点，对事物辨析能力特别强，对于日后的认字、听课、唱歌、游戏及与人交往等方面有很大的帮助。

6.超感觉能力较强　胎儿和婴儿的脑波频率是超感觉能力最高的时候，通过胎教培育的宝宝，心灵感应、透视力、婴儿右脑成像能力非常高，日后孩子上学会轻松很多，沟通感知力会较强。

三、主张良好的胎教方式

1.母子心灵沟通建立母子一体感　当宝宝有了心跳时，母亲要有很强的耐心去对待胎儿，每天与胎儿进行心灵沟通，让孩子感受到母爱，形成母子一体感。

这一沟通过程是母子关系的高峰体现，能够促进亲子关系和谐以及出生后的语言、智商、情商的发育。有助于母亲在产前产后建立美好心情，预防产后抑郁。帮助准妈妈孕育聪明健康、安定感充沛的优质宝宝。

胎儿是有胎内记忆的，并对外界声音有所感知。母亲在孕期的一举一动都会对胎儿有一定影响，孩子的心灵与性格的基础是早在孕期中就逐渐形成的，美好的胎内记忆将是孩子一生人格的起点。

2.**激发胎儿右脑无限潜能**　每个妈妈都相信自己的宝宝出生后聪颖乖巧，多位科学家曾说过，胎儿时期的右脑具有天才般的潜力，在胎儿时期吸收能力最强。准爸妈们要抓住这一黄金时期，用右脑方式与腹中的宝宝进行心灵沟通，胎儿可以通过这一心灵感应的能力与双亲交流，准妈妈可以通过冥想、呼吸、暗示、想象训练来开发胎儿右脑，使孩子右脑能力持续得到运用，能够使孩子们天才式的感知能力更加锐利。

3.**合理运动帮助妈妈快乐分娩**　准妈妈在孕期要多运动，调节妈妈和胎儿的心情，帮助宝宝健康发育。妈妈还可以借助顺产球舞蹈的训练，帮助分娩时顺利生产。对于初为人母的年轻准妈妈而言，对分娩还没有科学的认知，通过学习科学分娩的知识，通过理性和感性结合的方式，实现快乐分娩，同时也让宝宝能顺产生下来，消除妈妈关于分娩的恐惧感，提前感受奇妙的分娩旅程。

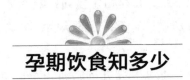

孕期饮食知多少

首都医科大学附属北京妇产医院　游　川

生命的形成和生长需要良好的营养环境，孕期营养缺乏和营养过剩都可能对母亲和胎儿健康造成不良影响。

孕期营养缺乏严重者，可能出现流产、早产、乏力、容易感染等现象；缺乏某些营养素还可能导致胚胎发育异常或者胎儿发育异常，发生胎儿生长发育迟缓、认知发育不良、免疫力低下、出生体重低等情况，严重时危及胎儿生命。

孕期营养过剩严重者则可能出现流产、早产、产程延长等现象，还会增加妊娠糖尿病的风险。热量超标还会增加巨大儿的风险、剖宫产的概率和产后体重滞留的风险。根据多哈理论，出生体重高的婴儿，成年后患代谢性疾病的风险远高于出生体重正常的婴儿。

为生育一个健康的宝宝，怀孕期间在饮食上不能马虎！

一、孕妇吃什么

均衡多样　补充叶酸

不同的营养环境造就不一样的生命基础。实验室研究发现，在同等条件下，对于同品种怀孕的小鼠，一个给予正常餐，一个给予添加了某些容易甲基化的营养素餐。结果，正常餐喂养的小鼠后代和妈妈长得一样，甲基餐喂养出生的小鼠后代毛发颜色和体型都发生了改变。由此可见，孕期的营养环境可以改变基因的表达，从而影响后代的健康。

那么，孕妇该吃什么？《中国居民膳食指南》和《孕期妇女膳食指南》给出了答案。《中国居民膳食指南》建议，成年人饮食应多样化，以谷类为主；吃动平衡，保持健康体重；多吃蔬果、奶类、大豆；适量吃鱼、禽、蛋、瘦肉；少盐少油，控糖限酒。《孕期妇女膳食指南》建议，补充叶酸，常吃含铁丰富的食物，选用碘盐；孕吐严重者，可少量多餐，保证摄入含必要量碳水化合物的食物；孕中晚期适量增加奶、鱼、禽、蛋、瘦肉的摄入量；适度活动，维持孕期适宜增重；禁烟酒，保持心情愉快，积极准备母乳喂养。

孕妇可以《中国居民膳食指南》为基础，在怀孕早期保证主食的摄入量，避免因为缺乏主食导致酮体的产生，引起酮症酸中毒，影响胎儿发育。轻度孕吐者吐后一定要吃些饼干、馒头等主食。怀孕中晚期，胎儿发育迅速，对蛋白质的需要量增加，孕妇应多吃富含蛋白的食物，满足自身和胎儿的需要。

同时，孕妇还需要注意叶酸、铁和碘等微量元素的摄入。叶酸从备孕时（怀孕前3个月）就需要补充，每天400微克，可一直补充到产后。备孕期补充是为了让身体中的叶酸水平达到一定高度，这样在受精卵分化时，胚胎的神经系统形成就不会受影响，否则有可能发生神经管畸形。怀孕期间补充叶酸的好处非常多，包括预防巨幼红细胞贫血、降低人体患心脏病和脑卒中（中风）的风险。此外，叶酸对胎儿的神经发育及脑发育具有促进作用，还可以预防胎儿先天性心脏病。有报道称，妊娠早期服用叶酸可以有效预防51%的先天性心脏病。

孕妇常吃含铁丰富的食物，有助于预防孕期贫血。《孕期妇女膳食指南》强调补充碘，是因为孕期对碘的需要量比非孕期增加近一倍，而最安全的补充方法是吃碘盐。

二、不能吃什么

勿信谣言 禁烟禁酒

除了应该吃什么，很多孕妇还很关心不能吃什么。有人说孕妇不能吃兔肉，否则宝宝会"兔唇"；不能吃螃蟹、山楂等凉性食物，否则会流产；还有人说孕妇不能吃酱油，否则宝宝皮肤黑……这些孕期饮食"禁忌"大多来自网络，但是，真的如网上所言吗？

其实这些说法是没有理论依据的。兔肉有非常好的蛋白质，四川人很喜欢吃兔头，也没有吃出兔唇呀！酱油，中国人几乎每天都在用，难道都变成非洲人啦？！皮肤颜色和基因有关，兔唇和宫内外环境因素有关，螃蟹和山楂，作为大家喜欢的食物，如果没有受污染，也是可以吃的，只不过注意量，不要贪吃。正如膳食指南所说的，食物要均衡多样，不要偏食即可。

《孕期妇女膳食指南》明确指出，孕妇要禁烟酒。烟酒对胚胎的影响特别大，同时，孕妇要注意避免被动吸烟。

除此以外，不卫生的食物也是孕妇不能吃的。每年有将近千分之四的孕妇因为吃了被李斯特菌污染的生冷食物而导致孕中期胎停育，所以，孕妇要特别注意食品安全，购买安全、卫生的食材；保持厨房和厨具的清洁，生熟餐具分开；尽量少吃生冷食物，生食瓜果、蔬菜时要清洗干净；合理储存食物，熟食在室温下不得存放2小时以上，所有熟食和易腐烂的食物应及时在5℃以下冷藏，熟食在食用前应加热到60℃以上。

可见，只要是安全、卫生的食物，孕妇就都可以吃。

三、怀孕吃多少

增量有限 饮食适度

任何食物的摄入都要适量，对于孕妇来说更是如此。有人说因怀有宝宝，孕妇吃饭要吃两人份，但科学的做法并非如此。

根据《中国居民膳食营养素参考摄入量（2013年版）》的孕期热量推荐，非孕期、轻体力活动的妇女，每日推荐摄入热量1800千卡，孕中期每日推荐摄入热量增加300千卡，孕晚期每日推荐摄入热量增加450千卡。可以看出，孕期与非孕期相比，推荐摄入热量的增加量并不多，只增加了1/6～1/4，并非"两个人的量"。

具体来说，如果没有特殊情况，孕妇可以按照"中国孕期妇女平衡膳食宝塔"的指导来安排一日三餐。在主食的选择上，应注意谷薯杂豆的搭配，不要全部选用精米面；鱼禽蛋肉类每天150～250克；奶类每天建议是300～500克；烹饪时少用油盐，每天摄入油类25～30克、盐不超过6克。另外，孕妇不应偏食，比如有的孕妇食欲不振只喜欢吃橘子，就把橘子当饭吃，其实按照"中国孕期妇女平衡膳食宝塔"(图2-1)，水果每天吃200～400克就足够了。

需要特别提示的是，如果出现了妊娠期糖尿病、高血压、贫血等特殊情况，一定要到医院就诊。目前，很多医院的产科都成立了围产营养门诊，配备具备营养学知识的产科医生或营养科医生，可以给予每个特殊孕妇个性化的膳食指导。

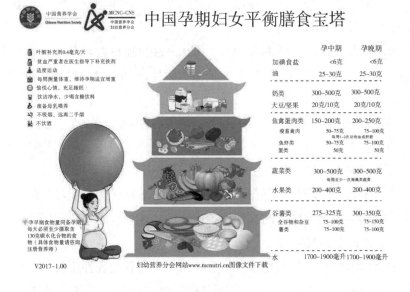

图2-1 中国孕期妇女平衡膳食宝塔

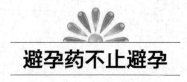

避孕药不止避孕

首都医科大学附属北京妇产医院　阮祥燕

避孕药对于没有孕育宝宝计划的女性来说并不陌生，无论选择哪一种避孕药，都是为了降低计划外的怀孕概率。

其实避孕药的功效远不止避孕，它还可以治疗女性常遇到的其他妇科疾病。下面我就以问答形式，将门诊中患者经常问到的有关避孕药的问题分享给大家。

问：我因为痛经就诊，医生给我开口服避孕药，口服避孕药可以治疗痛经吗？

答：痛经的病因来自前列腺素的释放，导致子宫肌层的兴奋性增加，从而引发痛经。

口服避孕药可以减少月经期间前列腺素的释放，从而预防子宫异常收缩而缓解痛经。这就是为什么有些痛经患者可以服用避孕药治疗。

问：我月经过多，医生建议我口服避孕药，这是为什么呢？口服避孕药可以治疗月经过多吗？

答：据统计，约10%的育龄妇女每次月经出血量大于80ml，定义为月经过多。长期月经过多可导致缺铁性贫血。服用低剂量的口服避孕药可减少经血，使失血量减少约50%。

所以，对于月经过多的患者，可以使用口服避孕药治疗。

问：我患有子宫内膜异位症，医生说可以服用口服避孕药治疗。口服避孕药对子宫内膜异位症也有效吗？为什么让我服口服避孕药呢？

答：子宫内膜异位症是指子宫内膜组织覆盖在子宫腔面以外的区域，即卵巢、输卵管或盆腔区域的其他器官生长的疾病。症状主要包括痛经、性交疼痛、盆腔或下腹部疼痛。

子宫内膜异位症的治疗目的就是抑制子宫内膜植入性生长，缓解疼痛和恢复生育功能。口服避孕药是其中较好的治疗方式之一，它能有效地缓解痛经、性交疼痛或者非经期疼痛。所以，子宫内膜异位症患者可以口服避孕药来缓解疼痛。

问：对于脸上不断出现痤疮的青春期女孩或育龄期妇女，医生建议她们服用避孕药，这让她们很不解，难道口服避孕药可以治疗痤疮吗？

答：大多数痤疮是由体内雄激素水平过高引起的。

近年来，随着口服避孕药不断发展，一些含有抗雄激素制剂的避孕药对治疗痤疮有很大帮助，例如，炔雌醇/醋酸环丙孕酮，有避孕作用，也有抗雄激素的作用。那么口服避孕药治疗痤疮的原因是什么呢？

首先，口服避孕药通过抑制促黄体生成激素（LH），使雄激素，包括游离睾酮的分泌量下降。

其次，口服避孕药结合更多的循环睾酮，含有雌激素的口服避孕药可增加性激素结合球蛋白（SHBG）水平，降低血清游离睾酮水平。

此外，在毛囊和皮肤抗雄激素的孕激素可阻断雄激素受体和抑制酶 $5\alpha-$还原酶将睾酮转换成双氢睾酮。所以说，口服避孕药可以起到治疗痤疮的效果。

问：我患有子宫肌瘤，可以使用口服避孕药避孕吗？会影响子宫肌瘤的生长吗？

答：那么，让我们先了解一下子宫肌瘤吧。

子宫肌瘤是女性常见的一种良性肿瘤，可以单发，也可以多发，是一种育龄期常见病。其发病原因和雌激素、家族遗传、染色体及年龄有关系。而处于育龄期的女性内分泌旺盛，雌激素水平较高，因此，成为子宫肌瘤的高发人群。

因此，对于子宫肌瘤患者来说，最好选择单孕激素避孕药，也就是不含雌激素的避孕药，或者选择雌激素剂量低的复方口服避孕药，一般不会造成子宫肌瘤的生长。患有子宫肌瘤的妇女，避孕方式的选择比较复杂，最好在医生指导下，选择适合自己的避孕方式。

避孕药除了避孕还有治疗疾病的功效，所以，女性朋友多了解一些避孕药的知识，对身体健康还是有益处的。

如何应对恼人的"更年期"

北京大学第三医院 王 威

作为女人，四十岁以后的我，事业逐渐走向巅峰，开始逐步告别一边照顾孩子一边为工作操心的艰苦时期，有经济实力和时间来享受高质量的生活。然而每个月的那几天，时长时短，时有时无。潮热、盗汗开始出现，睡眠质量严重下降；经常情绪低落、脾气变差，常常莫名的烦躁不安；皮肤的光泽不再，体重也增加了……这一系列的改变，使我猝不及防、疲惫不堪……

难道我是到"更年期"了吗？"更年期"的症状都有哪些？我该如何应对呢？

一、我开始"更年期"了吗

大夫告诉我，如果年龄超过40岁，出现有2次月经周期与正常周期相比，改变7天以上（可以是延长也可以是缩短），这就是开始进入更年期的信号了。比如，正常是28天来一次月经，现在少于21天或者多于35天来一次。

二、我是"更年期"吗

大夫逐一询问了我的情况，并告诉我，如果我出现以下症状要注意了。

1.**月经乱** 本来每月准时见面的"大姨妈"，不知道什么时候"来"，不知道来多久，不知道来多少，甚至有时候因为严重的不规则阴道出血出现贫血。

2.**潮热出汗** 表现为突发突止，一般持续时间少于1分钟，严重时每天十几至数十次；主要在头颈部居多，也有人全身都有明显感觉，潮热后紧跟着可以大汗淋漓，即使在冬天也有明显的潮热出汗。

3.**烦躁易怒** 本来身体就不舒服，再加上身体激素水平的不稳定，导致"情绪的小船说翻就翻"，严重的可以患上抑郁症（有研究发现，围绝经期抑郁症的发生率可以高达23.8%）。

4.**睡眠障碍** 每天在床上做"翻饼烙饼"，不是睡不着就是睡眠浅，总醒或者早醒，甚至干瞪眼到天明。

5. 骨质疏松 最明显的症状就是关节痛，其次是身高的变矮，也就是老百姓常说的"缩个儿"，这些都是卵巢功能减退后，雌激素缺少导致的骨钙代谢的异常，真的有可能发生"一个喷嚏就骨折了"的情况。

6. 衰老症状 绝经后的一些女性则逐渐出现皮肤松弛、皱褶，皮肤弹性下降，同房困难，同房疼痛不适，反复泌尿系统感染症状等。

三、只能痛苦的渡过"更年期"吗

答案是否定的，首先要合理作息和均衡饮食，并不是所有的妇女都会经历所有难受的症状，症状轻微的可以对症治疗，吃些中药或者植物药都可以很好地缓解症状。

当然治病还需"对因"治疗，那就得缺什么补什么。"更年期"主要是分泌雌激素的卵巢功能减退了，雌激素少了，因此，合理补充雌激素才是真正的解决办法。补充激素治疗不仅可以有效缓解潮热、盗汗等更年期近期症状，还能有效预防骨质疏松和心血管疾病等"更年期"远期危害。

四、雌激素是想吃就可以吃吗

当然不是，需要女性朋友做过全面体检后由相应的妇科内分泌医生进行判断，比如有下列任一情况的妇女就不适合使用激素补充治疗。

（1）不明原因阴道异常出血。

（2）已知或可疑患有乳腺癌。

（3）未经治疗的子宫内膜增生疾病或可疑子宫内膜癌。

（4）系统性红斑狼疮。

（5）六个月内患有活动性的血栓栓塞性疾病（比如心梗、脑梗等）。

（6）性激素依赖的某些肿瘤（比如脑膜瘤、卵巢的内分泌肿瘤等）。

（7）已知妊娠。

（8）血嘌呤病（一种代谢性疾病，临床很少见）。

五、我怎么知道吃哪种呢

这个问题还是得让医生帮助您选择，相对年轻一些的，比如45岁以下的患者，经常还是希望能有规律月经的时间尽量延长；而一些50岁以上的患者往往只希望缓解"更年期"症状，而不一定还要有月经来潮。故需要"量体裁衣"，让医生对患者治疗用药进行个体化选择。

六、激素补充治疗何时停药呢

其实是没有限制的，一旦开始服用激素补充不建议吃吃停停。停药有两种情况：一是"不能吃了"，即在随访中发现了服药的禁忌证；二是"不想吃了"，即服用一段时间后您自己不愿意再服用了，随时可以停药，不过停药过早症状有可能反复哦。

七、吃激素补充治疗会得癌吗

总的来说，如果您还是一个有子宫的更年期妇女，在使用激素替代时，一定要在补充雌激素的同时应用孕激素来保护子宫内膜，有了孕激素的保护，几乎不会有得内膜癌的风险。如果是因为良性肿瘤已经切除子宫的更年期女性，在进行激素替代治疗时，原则上只需要使用雌激素就可以了。而乳腺癌风险的关键在于孕激素的选择，选择用天然或接近天然的孕激素致乳腺癌的风险远低于合成孕激素。

八、激素补充治疗会导致中风或心梗等血管栓塞疾病吗

对于年龄小于60岁且无心血管系统疾病、绝经不足10年、有绝经相关症状的妇女，在围绝经期尽早使用激素治疗，可以降低心血管疾病风险，增加获益；相反，在老年妇女中使用，特别是超过60岁的妇女，激素治疗会增加心血管疾病的发生率和死亡率，这就是所谓的"潜力治疗窗"概念。在潜力治疗窗内使用激素治疗，能降低心血管疾病的发生率和死亡率，同时还能预防雌激素水平下降导致的骨质疏松。

九、激素补充治疗会发胖吗

绝经和进入更年期本身才是很多更年期女性发胖的原因。雌激素在保持女性体态和维持良好的血脂代谢方面起了很重要的作用，而更年期卵巢功能减退，使雌激素水平明显下降，女性机体缺少了这个能"保持青春"的性激素，才会容易体重增加。因此，在更年期应该同时注意饮食结构合理调整，

增加适当的体育锻炼，这些工作和补充雌激素一起能够很好地保持年轻的
体态。

年轻的姑娘请注意子宫内膜癌

北京大学第三医院　张璐芳

　　小燕皮肤白皙，胖乎乎非常可爱。从12岁来月经后就不规律，每月不
到20天月经就来潮，且经量多，淋漓不断，持续7~10天，母亲一直认为孩
子小，长大就好了，随着年龄的增长，小燕的体重也越来越重，6年后身高
160cm，体重却有75kg。月经更加不规律，经常闭经，一旦月经来潮就大出
血，经量多到贫血，无法上学。这种情况一直困扰着小燕，虽断断续续口服
中药治疗2年，但无大起色。遂就诊妇科，经检查小燕被诊断患有"多囊卵
巢综合征"，医生建议她口服避孕药治疗。母亲认为小燕还未婚，且听人说避
孕药对身体有害，因此拒绝服用。有一次阴道大出血，小燕因"心慌气短、
头晕乏力"急诊到医院检查，血色素仅剩3.6g/L，B超检查发现她的子宫内膜
厚1.5cm，且回声不均，有丰富的血流。医生急诊给予输血及药物止血治疗，
但依旧血流不止，为了明确诊断，迅速止血，挽救生命，尽管小燕未婚无性
生活，医生在无奈之下征得小燕和母亲同意后做了宫腔镜检查和分段诊刮，
术后病理报告：子宫内膜非典型增生。医生告诉小燕及父母，小燕患的是子
宫内膜癌的癌前病变，建议口服大剂量的孕激素治疗，定期随访。但小燕口
服药物治疗一个月后血止即自行停药。一年后，小燕再次阴道大出血，急诊
MRI报告：子宫内膜异常强化区，考虑子宫内膜癌。再次诊刮，病理证实为
"高分化子宫内膜癌"。"癌"这个字眼对于21岁花样年华的小燕不啻是一个
晴天霹雳，她的人生才刚刚开始，她还没有结婚，还没有生育……，她的许
多人生梦还没有实现。

　　什么是子宫内膜？子宫（图2-2）是女性产生月经、孕育胎儿的地方，它像
一个倒置的梨位于盆腔内，子宫从外向里分浆膜层、肌层及最里面的内膜层。

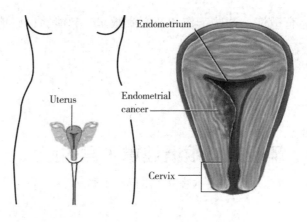

图2-2　子宫

　　青春期后子宫内膜层受卵巢分泌的雌激素和孕激素的影响，周期性脱落形成月经，卵巢又受脑垂体和下丘脑分泌的促性腺激素的调控，周期性的排卵并产生孕激素，任何原因影响了这个过程，均会导致卵巢功能失调、不排卵，孕激素生成障碍进而月经紊乱。如果子宫内膜长期受到雌激素的刺激而没有孕激素的对抗就会发生子宫内膜样腺癌。75%的子宫内膜样腺癌都是由此原因导致的。在临床上最常见的就是患多囊卵巢综合征的女性，这些患者大多数年轻，常有肥胖、闭经、多毛、面部痤疮。由于卵巢无排卵，患者常常不孕，甚至合并有糖代谢异常、糖尿病。以前认为子宫内膜癌是多囊卵巢综合征的"远期并发症"，其实远期并发症并不远。多囊卵巢综合征是年轻患者患子宫内膜癌的头号杀手；其次是肥胖，在欧美国家发病率20%~33%，因此，在发达国家子宫内膜癌发病率高居妇科恶性肿瘤的首位且预后差，近年在我国一线城市发病率已经与西方国家相同，而且呈现出年轻化趋势，所以，肥胖的年轻患者减肥不全为了"美"。此外，初潮早、月经不规则、不孕、少孕、晚孕都是高危因素。特别是近年我国"晚育族"群体不断壮大，女性生育年龄逐渐推后，平均生育年龄为29.13岁，比2000年推迟了2.82岁，子宫内膜癌发病率上升。调查显示高达70%的育龄期子宫内膜癌患者确诊时仍未生育。

　　另外，卵巢长了能够分泌雌激素的肿瘤，大量雌激素也会刺激子宫内膜发生癌变。随着科学的发展，发现年轻子宫内膜癌患者还与家族遗传病有关，家族中如有患乳腺癌、子宫内膜癌、结直肠癌、卵巢癌等肿瘤的亲属时，这个家族中其他女性应该到医院进行遗传咨询、基因检查和肠镜检查，必要时需要行预防性全子宫和双附件切除术。

　　小燕等年轻患者之所以延误诊断和治疗子宫内膜癌主要有以下几个因素：①子宫内膜癌是生长在子宫腔内的恶性肿瘤，主要通过刮宫或宫腔镜检查才能发现，而年轻未婚患者及家属常常不接受而拒绝，导致疾病延误诊断；②患者年轻，经常被诊断为"功血""月经不调"或"宫寒"，长期不规范治疗延误病情；③患者及家属未引起重视；④多囊卵巢综合征患者拒绝口服避孕药。其实口服避孕药自问世以来已经经历了剂量和成分的多次调整，副作用越来越小，避孕以外的益处逐渐被人们发现和接受，特别对暂时无生育要求、月经不规律的患者，避孕药不仅可以避孕，还可以调整月经周期，降低50%子宫内膜癌的发病率。如果已婚已育，近期无生育要求，宫腔内放置一个含有孕激素的避孕环（曼月乐）（图2-3），也可以起到预防子宫内膜癌的作用。

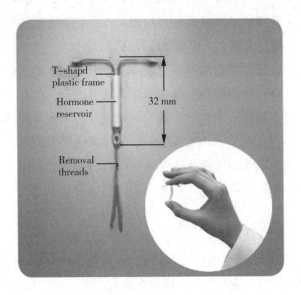

图2-3　曼月乐环

　　年轻的朋友们如果有上述高危因素，请注意定期就医，调整月经，监测子宫内膜，遵从医嘱，不要讳疾忌医。肥胖的姑娘们请管住嘴、迈开腿，运动减肥，健康生活。让我们的生活充满阳光，让我们的父母别为我们流泪，让小燕的悲剧不要重演。

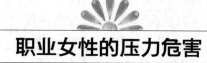

职业女性的压力危害

原首都医科大学附属北京妇产医院　丁　辉

职业压力的问题目前在世界范围内愈来愈被受到重视。全球范围内参与工作的人群已经达到65%，而中国则达到75%以上。在中国，女性劳动人数越来越多，当女性扮演着事业和家庭的双重角色的时候，也面临着多种心理压力。本次大数据研究显示，高工作压力（高付出低回报）占52%；身体症状严重程度为重度12.4%，中度19.7%，轻度30.6%，无症状37.3%。经调整各因素后，工作压力和身体症状的关联强度（OR）为2.45。说明在中国职业女性中，工作压力和身体症状具有较强的相关性。职业女性的职业压力因素主要是角色冲突、角色模糊、工作和家庭冲突等。

除了环境、心理因素造成的压力之外，已有证据表明：职业女性由于广泛参与多种类工作，还会接触到外在的职业有害因素，比如苯、甲苯、二甲苯、油墨、射线、噪音、负重等，其中，女性发病率较男性相对要高。这些职业有害因素不仅仅对个体呼吸系统、心血管系统危害较大，对生殖系统的影响也不容小觑。职业因素对生殖系统的伤害，是造成临床中常见的不孕不育患者内分泌失调的因素之一。

一、职业压力与妇女心身疾病

女性生殖系统功能受丘脑下部-脑垂体-卵巢轴的调控。压力紧张理论证实，女性长期处于紧张情绪之下，机体会发生一系列的生理、生化、内分泌、代谢、免疫过程的变化。紧张源进入大脑，激活神经细胞，引起不同形式而具有特殊性的神经活动。神经活动促进细胞内第二信使（如环腺苷酸）的形成，它能促进细胞内蛋白质的磷酸化作用，这种作用最终促进形成儿茶酚胺类神经递质，即肾上腺素、去甲肾上腺素和多巴胺。这些儿茶酚胺类物质直接或间接影响女性内分泌轴中下丘脑激素的分泌，从而引起一系列内分泌的变化，最终导致一些妇科疾病，如原发性痛经、经前期紧张综合征、围绝经期障碍、产后抑郁症、慢性盆腔痛等。

二、职业压力研究与探讨

面对人群压力源导致的心身问题时，国家出台相关预防政策尤为重要，这需要积累科学的数据，值得探讨的是，对于压力源的反应，多大程度上源于过度的工作要求？多大程度上源于员工的脆弱性？

关于个人的支持资源，人格特质、知识技能、应对技巧也是相辅相成的。首先是对于压力源的评价，认知不一样评价也不一样，不应该自我评价过低。在工作中，社会心理因素无时无处不存在。特别是女性，有其自身特殊的心理、生理特点，面对女性生殖健康不同周期的发展模式，我们应该高度关注女性面临的工作压力，致力于消除女性不良的社会紧张因素，促进职业女性健康，进一步寻找和明确工作中的压力源，并从组织和个人两个方面来采取预防保健措施。组织应设法消除紧张源，改进作业环境、工作内容和劳动安排；个人则设法增强对职业要求的适应能力，实施健康促进。但无论从哪个方面干预，都需采取综合性措施。

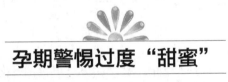

孕期警惕过度"甜蜜"

首都医科大学附属北京妇产医院　陶旻枫

小慧是一个不爱运动但是超级爱美的胖女孩，多年来减肥是生活的重心，为了减肥，孕前基本过着"小龙女"一样的生活，几乎很少吃主食，更别说她最爱的甜品，每次都流着口水离开，不敢碰啊！

虽然月经不规律（内分泌代谢病多囊卵巢综合征），经过各种努力，刚过35岁生日，终于怀孕啦！全家开心！幸福甜蜜的生活开始了！

熬过了早孕反应，体重不再是关注的重点，终于可以放开肚皮，想吃啥吃啥了！老公和婆婆都说了"一人吃俩人补，为了宝宝，努力吃！想吃啥都是身体需要，决不能缺乏营养让孩子输在起跑线上！"这不，怀孕刚过了6个月，小慧的体重已经比孕前飙升了18斤！

可是，这次产检，糖筛化验结果显示血糖数值超标，小慧被诊断为妊娠期糖尿病了！

小慧一时不知所措，"糖尿病，不是好多老年人得的吗？我又没什么不舒服，怎么会得这个病？妊娠期糖尿病，体内血糖高了，甜的多了，是不是对孩子有好处啊，因为小孩子不都喜欢喝甜水吗，就像我就喜欢吃甜品一样……"带着这些疑问，小慧进入王医生的诊室进行咨询……

看着一头雾水的小慧，王医生说，咱们先说说什么是妊娠期糖尿病吧。妊娠期糖尿病（gestational diabetes mellitus，GDM）是指妊娠期发生的糖代谢异常，是妊娠期才出现的糖尿病，近年有明显增高趋势。GDM孕妇如果孕期能合理控制血糖，多数于产后能恢复正常，但将来患2型糖尿病机会增加，这病对母婴均有较大危害，必须引起重视。

妊娠期糖尿病确切的发病机制目前尚不清楚。大多认为是孕期胎盘分泌的各种对抗胰岛素的激素增加，并且分泌量随着孕周的增加而增多，导致胰岛素的敏感性下降，胰岛素抵抗作用引起的。

"那患病对母婴有什么影响吗？不痛不痒的，我能不管它吗？"小慧问。"当然不能啊！"王医生用了毋庸置疑的语气回答，"妊娠期糖尿病严重影响母婴的健康"。

1.对孕产妇的危害。

（1）孕妇感染机会增加，如GDM孕妇容易患霉菌性阴道炎同时合并细菌的感染。

（2）孕期容易引起羊水过多、早产，在孕中、晚期易出现胎死宫内。

（3）导致孕期并发症，如妊娠期高血压发病率增加。

（4）孕妇有糖尿病酮症酸中毒的危险，可导致孕妇死亡。

（5）孕妇发生产后出血的概率增加。

2.对胎儿、新生儿的危害。

（1）胎儿生长受限。子宫胎盘血流量减少，使胎儿宫内发育不良，出现低体重儿。

（2）容易发生巨大儿。易发生难产、产钳助产，剖宫产机会也增加了。

（3）胎儿畸形率增加。可发生在心脏、神经系统、骨骼、胃肠道及泌尿道畸形（如肾缺如、肾囊肿、双输尿管等）。

（4）新生儿易发生呼吸窘迫综合征、新生儿窒息、低钙血症、高胆红素血症等。

小慧心中一惊，原来有这么多不良的影响呢！她赶紧问："哪些孕妇容易患上GDM呢？怎样才能发现呢？"

王医生耐心地讲解："患GDM高危因素包括孕妇肥胖、糖耐量异常史、多囊卵巢综合征，糖尿病家族史，不明原因的死胎、死产、流产史、巨大儿分娩史、胎儿畸形和羊水过多史、GDM史，本次妊娠妊娠期发现胎儿大于孕周、羊水过多，反复发生真菌性阴道炎。有以上高危因素的孕妇，尤其要注意啊！"

"由于患GDM孕妇临床表现不典型，医生通常在孕24~28周对孕妇进行75g葡萄糖耐量试验（OGTT），这是GDM的主要诊断方法，必要时在孕晚期重复OGTT。"

小慧终于明白了，自己肥胖、有糖尿病家族史和多囊卵巢综合征，属于患妊娠期糖尿病的高危人群，又不注意控制孕期的饮食和体重，结果不知不觉地步入了妊娠期糖尿病患者行列中。

小慧急切地问："那我接下来该怎么办呢？"

王医生亲切地说："小慧，别急，认识了这个病，咱们一起用科学的方法面对。"

首先，饮食方面，以少量多餐为总原则，每日三次正餐，三次加餐，以保持无低血糖、无餐后高血糖、无酮症，学习应用食物交换份的知识，保证食物多样化。建议按照最新发布的《孕期妇女膳食指南（2016）》合理的搭配饮食。

其次，运动也是必不可少的。建议孕妈妈循序渐进，逐渐过渡到每天30分钟以上，中等强度的运动如走步、游泳、骑固定自行车、体操等有氧运动。

再者，如果经过饮食和运动调节仍不能达到治疗指标，则在专业医生的指导下加用胰岛素治疗。因胰岛素不易通过胎盘，故对胎儿较安全。

最后，GDM孕妇要积极参加医院孕妇学校课程，掌握营养的相关知识，加强自我监测，定期按照要求进行孕期检查。

听了王医生的介绍，小慧一颗悬着的心终于踏实了，赶紧预约了孕妇学校的相关课程和围产营养门诊就诊号。她明白了，合理搭配饮食，控制热量，迈开腿，管住嘴，积极听孕妇学校课，按时就医，做个血糖平稳的健康妈妈，才能维护宝宝的健康，保证母子平安！

乳腺结节是个筐，啥病都可能装

首都医科大学附属北京天坛医院　王丕琳

常常有病友前来咨询："大夫，我摸到了一个乳腺结节，这会是什么病呢？"或者"大夫，我的乳腺B超检查显示乳腺结节，会不会是癌啊？"还有"大夫，我这个结节为什么要做手术呀？我朋友的乳腺结节怎么服药就行了呢？"……诸如此类。乳腺结节是什么病，是许多做过乳房检查的朋友心里很纠结的一个问题。

那么乳腺结节到底是个什么东西呢？通俗地讲，乳腺结节就是各种病变导致的乳腺组织在某个乳腺局部形成的一个块。也就是说，乳腺"结节"只是一个症状，而不是疾病的名称。

许多乳腺的病变都可能会出现"结节"，比如乳腺增生、乳腺纤维腺瘤、乳腺炎、乳腺脂肪坏死、乳腺组织损伤、乳腺癌等。说得再直白一点，就是乳腺结节是很多乳房疾病的一种表现，像前面提到的乳腺增生、乳腺炎、乳腺纤维腺瘤，甚至乳腺癌，都能"装"在它的这个"筐"里。用一句话总结就是：乳腺结节是个筐，啥病都可能装！

由于近年乳腺癌的发病率增高，而且乳腺癌的一个突出症状就是乳腺结节，所以，一些朋友往往一摸到"乳腺结节"，就立刻惶恐不安，担心自己这个"结节"是乳腺癌。

其实，发现乳腺结节，大家大可不必这样如惊弓之鸟一般紧张。因为不同的乳腺疾病，其表现出来的"结节"往往也各有特点，比如结节的质地、形状、血流供应、活动度，以及结节增长的速度，各种疾病是大不一样的。医生在做疾病诊断时，乳腺的"结节"也只是众多的诊断依据之一。除此之外，医生还要详细地了解患者是否伴有乳房疼痛、乳头溢液、乳头内陷等情况，是否有肿瘤家族史，并且还要结合辅助检查，像乳腺B超、钼靶射线、乳腺核磁等检查。最后还必须经过病理组织学活检检查，才能给出确定的诊断。

为了帮助大家打消心中的疑虑，我现在就和朋友们一起来了解一下常见乳腺疾病中的"结节"，看看这个"筐"中到底都会装啥病。

1.乳腺增生

乳腺增生是目前乳腺疾病中发病率最高的一种疾病，也是本"筐"里装的最多的一种乳腺结节。主要表现为乳房的周期性疼痛和乳腺内触及结节等。很多乳腺增生患者在进行乳腺B超检查时，都能发现报告单上提示有多个低回声结节。

那么乳腺增生所表现的乳腺结节是什么样的呢？我在这里给大家说说它的主要表征，以便朋友们以后在摸到时不至于自己吓唬自己。乳腺增生所表现出来的结节通常在双侧乳房内都能摸到，而且很多人在月经来潮前更明显，同时伴有乳房发胀、疼痛等现象；月经来潮后，随着疼痛的缓解，多数朋友的乳腺"结节"质地会变得很软，甚至消失。

有时乳腺增生也可以表现出质地比较硬的肿块，这就令朋友们十分担心自己患的是乳腺癌，这种担心是有一定道理的，因为乳腺增生和乳腺癌的确具有一定的相关性。乳腺的中、重度不典型增生，癌变率相当高，就被公认为是乳腺癌的癌前病变，而此时患者通常的临床表现就是以质地较硬的"结节"为主，而且"结节"的痛感可能已不那么严重，甚至已经不痛了。这时，明确"结节"的性质就显得特别重要，可以考虑做病理穿刺检查，或直接进行手术活检与乳癌鉴别。

2.浆细胞性乳腺炎

浆细胞性乳腺炎是一种好发于非哺乳期，以导管扩张和浆细胞浸润为基础的慢性非细菌性炎症。大多数患者有先天性乳头完全凹陷或呈中央乳管部分凹陷；也有一部分绝经后的女性，由于卵巢功能减退、乳腺导管退行性改变而发病。

浆细胞性乳腺炎常分为溢液期、肿块期、脓肿期、瘘管期。当病变处于肿块期时，通常就能在乳晕周围摸到结节，大的可达到10cm以上。这种结节往往质地硬且韧，边界模糊，与皮肤有粘连，而且很快结节就会出现红、肿、疼痛、范围扩大，并逐渐化脓溃破，形成瘘管，但也有一部分患者的结节可以持续3~5年而始终不红、不肿、不化脓。当乳腺结节位于乳晕周围，忽大忽小，曾经破溃流脓，同时存在先天性乳头凹陷时，就要考虑浆细胞性乳腺炎的可能了。

3.乳腺纤维腺瘤

乳腺纤维腺瘤是乳腺的一种良性肿瘤，多见于青年女性。典型的纤维腺瘤摸起来就像个玻璃球，活动性非常好，光溜溜的一个；有时因为位于乳腺组织深层，被上面的乳腺组织覆盖着，或者比较小而致摸起来不太清楚；还有的患者，因为同时存在着比较严重的乳腺增生，所以触摸起来界限不太清楚。这时，医生多会建议患者做一下乳腺B超或钼靶检查，大多数情况下都可以发现实质性的、包膜完整的肿块，从而获得诊断。

4.乳腺癌

乳腺癌是大家都熟知且谈之色变的恶性肿瘤，大多数患者都是发现乳腺内有结节时前来就诊的。乳癌结节一般没有痛感，当发现时可能就已经有一定的大小了。

乳腺癌的结节形状多样，多数质地较硬，表面不平整，甚至摸起来就像一块石头一样；少有恶性肿瘤类型因为富含细胞，可能摸起来比较软，甚至有囊性的感觉。

与良性肿瘤相比，恶性肿瘤的活动性较差。但需要特别指出的是，结节越小，上述特征就越不明显，有时可能很难与良性结节相鉴别。最终乳腺癌的诊断还要依赖病理学检查。

总而言之，为了更早地发现病情，各位朋友们平时要注意乳房的自检。如果在自检时发现了乳腺结节，也不要惶恐不安，可尽快到医院找专科医生就诊，以便及早确诊疾病，及时治疗。

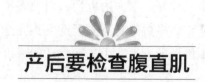

产后要检查腹直肌

北京大学第三医院　赵扬玉　江元慧

小王是个体态婀娜的美女，可是生完孩子之后，身材全毁了。小王下定决心，一定要减重！！！一个月过去了，两个月过去了，小王恢复了孕前体重，腰身也小了，可是为什么腹部的赘肉下不去？小王抓狂了，"医生，我产后体重已经恢复了，为什么大肚腩下不去呢？"医生告诉她，这是腹直肌分离。

腹直肌于腹部正中线两侧，腹直肌鞘内，腹直肌有前屈脊柱、降胸廓、增加腹压的作用。两侧腹直肌鞘在下腹正中线相互交织形成了腹白线。怀孕后，由于腹部增大，腹白线被拉伸和变薄，使原本平行并列的两条腹直肌从腹白线处的位置分开，就形成了腹直肌分离。产后，腹壁松弛，腹直肌不能恢复原来的位置和形态，赘肉就在腹部堆积起来了。流行病学调查发现，产后有2/3的人有腹直肌分离，一年以后仍有1/3的人有腹直肌分离。

怎样诊断腹直肌分离呢？取仰卧位，弯曲膝盖，双手放在胸前，头和肩膀轻轻抬离床面，就像做仰卧起坐一样，用尺子测量腹部肌肉间隙，超过2厘米就是腹直肌分离。2~3指宽为轻度；3~4指宽为中度；大于4指宽为重度。

很多人产后用束腹带恢复形体，束腹带虽然可以增加腹部力量，但不能激活腹壁肌肉，未能从根本上达到改善腹直肌分离的目的，而且，不恰当的使用束腹带还有可能增加腹压，加重盆底软组织的损伤。运动方面，大家都知道仰卧起坐是锻炼腹肌的好方法，但已经有腹直肌分离了，做这个运动就会加重损伤，使病情加重。

现在，腹直肌分离有一种有效治疗方式：仿生物电治疗。就是以电流刺激的方式对神经反射性刺激或对神经肌肉直接刺激，唤醒本体感受器，使肌肉被动锻炼，加强肌肉强度，达到治疗目的。

在医生的指导下，小王做了电刺激治疗，每天一次或每周2~3次，每次30分钟，共计20次、两个疗程（10次治疗为一个疗程）的治疗。此外，医生还指导小王做家庭训练，主要是跪姿伸腿、仰卧蹬腿、站姿收腹等。一个多月后，小王的小腹终于又平坦了，医生说不用再做电刺激了，只做自主运动锻炼就可以了。夏天，小王又可以穿着比基尼带娃去游泳了。治好了腹直肌分离，靓丽辣妈才能最终塑身成功。

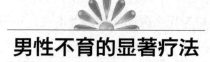

男性不育的显著疗法

北京大学第三医院　姜　辉

不孕不育的发生率占育龄夫妇的12%~15%，男女因素各占一半。男性不育的病因可以分为：睾丸前因素、睾丸因素、睾丸后因素和特发性男性不育。

为了诊断男性不育，需要了解病史、详细的体格检查和做相应的辅助检查。其中，推荐辅助检查项目包括精液分析、生殖内分泌激素检查和生殖系统超声，这对每一位不育夫妇都有重要作用。可选检查包括精浆生化，男性生殖遗传学，支原体、衣原体等病原微生物，精子存活率，精子完整性以及睾丸活检等。这些检查能够帮助医生在不同方面更准确地判断不育的具体原因。

男性不育的治疗包括多个方面，我们今天介绍的主要是药物治疗和手术治疗。药物治疗又分为基础性治疗和病因治疗，基础性治疗包括抗氧化治疗、改善细胞能量代谢的治疗以及改善全身和生殖系统（睾丸、附睾等）微循环的治疗；病因治疗包括针对微生物的抗感染治疗、针对激素水平低下的内分泌治疗和针对免疫性不育的免疫抑制剂治疗等。药物治疗的原则是要有足够的时间，一个生精周期大约3个月，过短的治疗不能起到应有的效果，通常推荐1~2个生精周期的治疗时间。特别需要强调的是，近年来男性不育的外科治疗发展很快，主要是得益于显微技术被引入到男性不育的治疗中。对于男性来讲，无论是输精管、附睾管，还是精索内的动静脉都是非常细小的，显微技术能够有效提高手术的成功率。

目前，针对男性不育的手术治疗包括显微镜下精索静脉曲张手术、显微镜下输精管输精管吻合术、显微镜下输精管附睾吻合术、经尿道射精管口切开术和精囊镜手术。非梗阻性无精子症患者可以采用睾丸活检或显微镜下睾丸切开取精术。如先天性输精管缺如的患者，可以通过睾丸穿刺，把精子从睾丸里抽吸出来，和卵子在体外相会受精，即试管婴儿技术。以前认为不能生育的无精症患者中，现在通过显微取精技术，30%~50%可在睾丸内发现精子，然后通过试管婴儿技术达到生育目的。中国男科显微外科培训中心的建立让显微外科技术的培训得到了规范化，为中国培养了很多技术精湛的显微外科人才。应该说，显微外科技术这几年的进步，使男性不育的治疗上了一个很大的台阶。

HPV感染到宫颈癌要多久

首都医科大学附属北京地坛医院　刘彦春

经常有患者问我："我感染了HPV，多久会变成宫颈癌？得宫颈癌的概率有多大？能自我清除吗？"HPV感染很常见，有报道表明，如果对女性进行密切的HPV检测和宫颈刮片，开始性生活两年内50%女性可以发现生殖道HPV感染。女性一生中生殖道HPV感染的概率为80%，其中5%发生尖锐湿疣，35%宫颈刮片异常，25%发生子宫上皮内瘤变（CIN），小于1%发生宫颈癌（图2-4）。

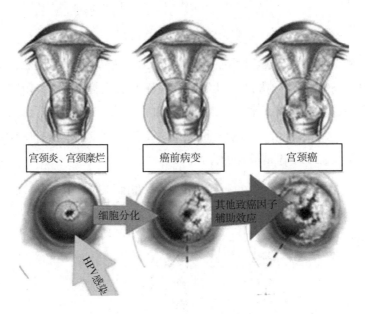

图2-4　宫颈癌的发生

宫颈癌是常见的妇科恶性肿瘤之一，人乳头瘤病毒（HPV）的感染，尤其是高危HPV持续感染是宫颈癌发病的高危因素。但多数的HPV感染是一过性的，HPV感染持续的平均时间为8个月，70%的女性12个月内可以清除病毒，81%的女性24个月内可以清除病毒。但仍有5%~10%感染HPV者因自身免疫因素或其他因素无法清除HPV，维持高水平的HPV载量，形成HPV持续感染（图2-5）。

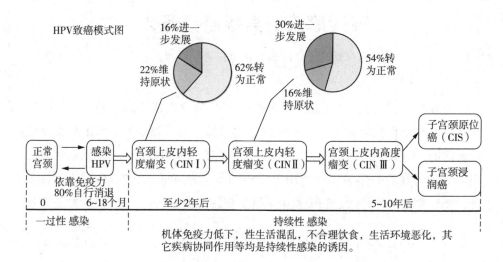

图2-5　HPV感染的进展

具体到个人来说，宫颈癌的发生除了与HPV感染密切相关外，个人的免疫力、性行为、多产、吸烟、其他妇科炎症或性病等都是协同因素，因此，不能以大多数人群的概率来看个人能不能自我清除，或者会不会变成宫颈癌。对于个体来说，只有会和不会两种概率，定期检查，密切关注HPV感染与CIN的病程（表2-1）才是最好的方式。

表2-1　CIN的自然病程

CIN	消退	维持原状	发展到原位癌	发展到浸润癌
单纯HPV感染	80%	15%	5%	0
CIN-Ⅰ	57%	32%	11%	1%
CIN-Ⅱ	43%	35%	22%	5%
CIN-Ⅲ	32%	<56%	—	>12%

由上表可以看出，①越是高级别的CIN患者越不容易自我清除，发展到浸润癌的比例越高；②绝大部分浸润性鳞状细胞癌在发生之前都有一个可检测到的上皮内病变阶段（图2-6）。因此，用细胞学加上高危型HPV做宫颈癌的普查可以早发现CIN，这样就可以在发生浸润癌之前及早治疗，把病变清除掉。所以，定期检查、早期发现、及时治疗，是可以将宫颈癌完全杜绝的。

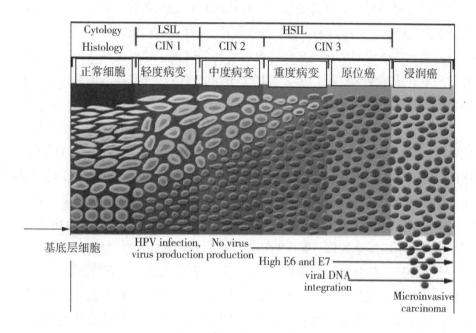

图2-6　HPV感染后上皮病变

快乐分娩，为"痛"点赞

北京市密云区妇幼保健院　李　妍

越来越多的准妈妈认识到自然分娩是最佳的分娩方式，然而仍有一道门槛挡在面前，那就是宫缩痛，对于这种"痛"，即便说不上厌恶，也是恐惧和逃避的心理。

事实上，分娩期妈妈们自身发动的宫缩自然而和谐，对母儿具有保护作用，宫缩推动着产程的进展，帮助宝宝顺利的出生。然而，往往因为这个过程给妈妈们带来一些身体上的不适，所以"大黄救人无功"了。这种分娩感受应该和病理性的疼痛截然分开，分娩并不像电影、电视作品里表演的阵阵惨叫的场面，也不像骨折痛或是结石痛，因为它不是外伤或疾病。这种感受分娩结束后就消失了，不需要任何药物或治疗，也不会有后遗症，带来的却是一个甜蜜的果实、崭新的生命！如此看来，我们应该给它点个赞吧。

分娩是整个孕期最让人激动和难以忘怀的时刻，如果能够认识和接受宫缩痛，不舒适感就大打折扣了，再加上孕期的准备和分娩期的应对方法，相信大多数妈妈都能幸福快乐的顺产。

我们来看看孕期要做哪些准备，首先是坚定顺产的信心，多了解分娩知识可以减轻恐惧让心理强大。孕育和分娩是女性的本能，我们的身体结构为此而设计，一定会表现出色。然后要按时产检，让身体在分娩前处于最佳状态。同时别忘了认真反复学习产检医院内的孕校课程，或者和健康宣教医生多沟通，掌握孕期健康生活方式，遵从营养指导，科学管理体重，合理运动，心理平衡，孕期学到的每一课保健知识都将成为你顺利分娩的基石。

十月怀胎一朝分娩，随着临产后一次次加紧的宫缩，妈妈们会心中暗喜，很快就能和宝宝见面了，多么激动，于是你期盼下一次宫缩的到来，每一次都轻轻地推动宝宝向前，并一点一点将大门打开……这种想象能够转移注意力，促进身体快乐素的释放，从而调节身体状态耐受宫缩带来的不适，这是我们身体自带的镇痛剂。除此之外，进食、饮水、排泄都可以缓解不适从而加快产程。而不受限制的自由体位，或者借助一些器械设施移动、晃动身体，让宝宝更好地适应产道的形态，可以减少阻力压迫给妈妈带来的不适。同时，丈夫或专业导乐师的鼓励和陪伴，配合抚摸或按摩，能让妈妈们得到心理上的安慰和情感上的支持。通过上述帮助，大多数妈妈都能忍受宫缩不适，极少数的妈妈需要经医生评定后使用一些药物性的镇痛方法。

社会的发展，医疗水平的进步，让妈妈和宝宝更安全，妈妈们应该充满信心，在分娩时做一个快乐的主角。最后，请妈妈们相信自己，妈妈和宝宝具有超强的能力和主动性可以完成分娩，希望每位妈妈都有一段美好的分娩体验！

三、精神心理健康

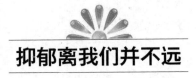

抑郁离我们并不远

北京回龙观医院　杨甫德

在公众眼中，抑郁症是"心灵感冒"，是丘吉尔口中的"黑狗"，但从心理医生看来，抑郁症就是一种精神疾病，不是一种软弱的表现，更不是小心眼。面对抑郁症患者，医生要做的就是感受着患者的感受，在最痛苦的地方，跟着他一起痛苦，同时拿着手电筒向里面照去，在他生活的黑暗中去找寻希望。

那么，抑郁症究竟是一种什么样的感受呢？美国一名罹患抑郁症的摄影师拍摄了一系列表现内心真实感受的照片。在这些黑白照片里，他的脸永远都看不清，能体会到深处的无助感和压抑感，甚至有自伤、自杀的趋向。

一、"三低"是抑郁的核心症状

抑郁症是一种全球常见病，世界卫生组织（WHO）的数据显示，目前有超过3.5亿患者，遍布各年龄组，女性居多。WHO强调，应特别关注3类受到严重影响的群体：青少年和年轻人、育龄妇女（尤其是在产后）以及60岁以上的老年人。其中，老年人自杀风险高，往往被忽视。

贫穷、失业、亲人去世或关系破裂等负性生活事件、身体疾病以及酗酒和吸毒引起的问题等，都会增加罹患抑郁症的风险。老年人抑郁往往与心脏病、高血压、糖尿病、长期疼痛以及丧偶等事件相关。抑郁症可导致更大的压力和功能障碍，还与多种疾病相互关联，比如心血管病。

抑郁症与通常的情绪波动不同。患者有典型"三低"症状，包括情绪低落、兴趣降低、精力降低。此外，抑郁症患者通常还具有以下症状：食欲改变，睡眠更多或更少，注意力下降，犹豫不决，感到一无是处、内疚或绝望，并有自残或自杀的念头。WHO总结了抑郁症患者最常见的想法：疼痛太剧烈，难以忍受；绝望，生活毫无意义；被消极和令人不安的想法吞噬；除了自杀想不出任何解决问题的办法；死亡是一种解脱；自己一无是处；非常孤独，即使有朋友和家人也是如此；不明白为什么自己会有这种感觉或想法。如果有这样的想法，希望患者务必记住：①你不是唯一有这些感觉的人，许多人都经历过这种情况且至今仍然活着。②你不必自责，任何人都可能有这种情况。③有人能够帮助你，你会好起来。

根据症状的数量和严重程度，抑郁发作可分为轻度、中度和重度。轻度抑郁患者尚有一定的活动能力，但继续从事日常工作和社会活动有难度。而重度抑郁发作时，患者就很难再进行上述活动了，甚至连家务都做不了。

二、抑郁症是可以治疗的

抑郁症可以治疗。与信赖的人交谈是从抑郁症中恢复的第一步，多数人在与关心他们的人交谈后都会感觉好一些。

更重要的是寻求专业人员的帮助。抑郁症的治疗办法包括心理治疗和抗抑郁药物治疗。心理治疗包括认知行为疗法、人际心理疗法等，能帮助患者恢复功能，回归社会。抗抑郁药起到明显疗效大约需要两周，所以很多患者难以坚持下来。WHO数据显示，全球只有不足一半的患者接受有效治疗，甚至在许多国家中仅不到10%。

抑郁症得不到治疗可能妨碍人们从事工作和参与家庭、社区生活，生活康复同样重要。建议继续从事健康时喜欢的活动；常与家人和朋友联系；经常运动，哪怕只是短距离散步；坚持规律的饮食和睡眠习惯；接受自己可能患有抑郁症的事实并调整自己的期望，不强求自己完成与往常一样多的事情；避免或限制酒精摄入和滥用安眠药等药物。

三、求助方式有多种

与家人、朋友、医护谈论，或者在学校、单位、公共场合、新闻媒体、博客或社交媒体中谈论，都能帮忙破除抑郁症的污名化，最终使更多的人能够寻求帮助。

如果身边有人出现情绪低落、兴趣缺乏和快感缺失等表现，持续两周以上，严重影响工作、生活、学习和人际交往，通过调节心情、改变生活方式不能摆脱，就说明对方可能患了抑郁症。对于他们，WHO建议做到以下几点。

第一，鼓励患者寻求专业人员的帮助，主动陪他就诊。帮助患者按处方服药，务必保持耐心，一般需要几个星期才会有所好转。第二，要知道抑郁症是一种疾病，而不是一种性格弱点。如果对方表现虚弱，不要责怪他"不要这么没出息"或"想开一点"，而要说"把你内心的感受告诉我"。第三，朋友和家人的支持有利于患者的恢复。恢复需要时间，所以必须有耐心和毅力。请向患者清楚表明您想帮助他，只倾听不判断，并主动提供支持。可以说"跟我说说你的情况"，不要说"你有什么好抑郁的"。第四，帮助患者做好日常生活，采取规律的饮食和睡眠模式。鼓励患者经常运动并参与社会活动。第五，压力可能使抑郁症恶化。鼓励患者关注积极的方面，而不是消极的方面。如果对方有消极的言行，不要质问"你为什么这么脆弱"，而是要让对方"跟我说说你的经历和苦衷"。如果患者有自残念头，或已经故意伤害了自己，不要将他们单独留下，及时向专业人员寻求进一步帮助。同时，拿走药物、尖锐器具等。第六，叮嘱患者好好照顾自己。尽量设法放松并继续做自己喜欢的事情。

精神科医生手记

北京大学第六医院　姚贵忠

一、她有病没病

小文已经28岁了，高中毕业后就在各饭店、公司里谋职，当过领班、主管、部门经理，还只身前往新加坡闯荡过10个月，真可算是饱经沧桑。回国之后，父母发现她变了，变得沉默寡言、独来独往。虽然凭着她出色的英语会话能力和丰富的履历，再次应聘到一家大饭店出任部门经理，但工作不到三个月，她没跟任何人商量，就辞掉了这份令人垂涎的工作。家人对她的行为百思不解，故来到精神科门诊咨询。

与我见面时，小文的一双大眼睛略带忧郁，言谈中也充满了无奈。去新加坡是她托熟人联系的，本想出国见见世面，但到了那里她才发现，工作条件与对方许诺的相差甚远。她是在一艘豪华游轮上当服务员，每天工作十几个小时，休息时间也很不规律。最让她不能忍受的是老板那副唯我独尊的态度，对她们这些"劳工"毫无尊重可言。她忍气吞声地熬到合同期满，一拿到报酬便愤然回国。

出国的经历不仅没有给小文带来荣耀，反而有一种受蒙骗的感觉，使她抬不起头来。经过认真反思，她觉得自己不缺社会经验，也不缺钱花，缺的是知识。于是，她报名参加了成人高考补习班。然而，她已经好多年不摸课本了，要想静下心来学习谈何容易。而且她要在学习和工作之间做出痛苦的选择。虽然上课的时间都在晚上和周末，但饭店里经常要加班，耽误一次课她就很难跟上。再三权衡利弊，她毅然提出了辞呈。所有人都对她的举动困惑不解，但小文是个非常有主见的人，这是她自己的事，她不愿把内心的痛苦告诉别人。

经过坦诚的交谈，我很容易地理解了小文，并对她理智的选择表示钦佩和赞赏。她没有精神病，只是由于父母与她缺乏沟通，以致产生了误解。

很多精神病患者在发病早期都表现为性格改变、行为令人费解，但并不能说有这些表现的人都有精神病。特别是他（她）的家人，要善于通过有效的沟通，了解其行为背后的心理感受。很显然，小文与父母之间交流不够，但她为什么能够在医生面前敞开心扉呢？这不仅缘于医生这个令人尊敬的职业，还有善于启发和理解别人的谈话技巧。

二、妈，没事吧

卫林虽然只有16岁，却已经是身高一米七的大小伙子了。他最近无法上学读书，原因是离不开妈。在我这里咨询的不到半小时的时间里，他一直要拉着妈妈的手，平均每两分钟就要抬头问一句："妈，没事吧？"妈妈每次都不厌其烦地安慰道："没事，儿子，妈在你身边呢。"然后抚抚他的头，摸摸他的背。

卫林的父亲工作忙，经常出差。他从小就在母亲无微不至的呵护下长大。为了让儿子专心学习，母亲承担了所有的家务，包括为他洗内衣和袜子。在学校里，卫林为人老实，办事认真，要求自己很严格。最近面临"中考"，学习压力较大。卫林越是想考好成绩，却越是不能集中精力学习，总是莫名其妙地害怕，怕自己考不好同学笑话他，怕自己有了进步同学嫉妒他，怕考试期间自己突然发高烧，怕学习紧张精神会崩溃。后来，他又把对自己的担心转移到母亲身上，怕母亲上下班被车撞了，怕母亲切菜时不小心切着手，甚至怕电视辐射会损害母亲的视力而不让母亲看电视。这种"怕"字当头的心态搅得他头昏脑胀，常做噩梦。为此，他总是跟母亲形影不离，还要每天无数遍地询问："妈，没事吧？"虽然一再得到母亲的安慰，但没过多久，他又旧事重提。卫林也承认，如此喋喋不休地询问没有必要，也不可能保证母亲真的"没事"，但他就是不放心，询问至少可以暂时缓解一下他内心的紧张和恐惧。

卫林患的是"强迫症"。患这种病的人多半都有办事认真、犹豫、过于注重小节、强迫自己追求完美的性格特征。这种人在顺境下可以不表现症状，遇到挫折和压力无力解决时，便转化为对小事不必要的担心和恐惧，以此转移和缓解心理冲突。患者有强烈的主观痛苦和要求摆脱的愿望。

"大夫，您快给开点好药救救我儿子吧！"

我向卫林的妈妈解释道："强迫症的治疗应以药物治疗、心理治疗和行为治疗相结合。药物可以缓解症状、减轻患者的痛苦，但不能解决根本问题。对于卫林来说，首要的任务是培养他的独立性，鼓励他对自己的行为负责，减少对母亲的依赖。具体地说，在生活上不要像对待小孩子一样对他照顾得太多、太细，要让他学会自己照顾自己，遇事自己做决定。"

"是、是、是，大夫，您说的对……"

"妈，没事吧？"母亲的话再次被卫林的问话打断。

"没事，儿子，妈在这儿陪着你呢！"

看着慈祥的母亲像对待婴儿般地抚慰着卫林，我只有无奈地摇摇头。人们总是觉得，大夫给患者开药就能治病，可是精神疾病的治疗，岂止如此简单！母亲对卫林的行为模式不转变，卫林何时能长大？病根何时能去除？

网络过度使用背后的故事

北京回龙观医院　李玖菊　刘华清

阳阳，男，高一学生，小学时期成绩优异，初一时由于哥哥的引导，开始接触网络，后来慢慢沉迷其中。后果可想而知，其成绩急速下滑，伴随着进一步的发展，他对学习失去了兴趣。阳阳经常流连于网吧和游戏机房。他的家人对他严加看管、切掉网线，并监视他读书，但还是成效不大，阳阳还是会在上课期间偷偷溜去网吧上网。

阳阳的父亲做生意，是个成功的商人，家庭经济条件很好，母亲没有工作，做全职主妇，他们文化程度都较低，都是小学还没毕业。父亲脾气火爆，动不动就发火，在家最有说话权，从来都是说一不二的。阳阳还有一个姐姐和一个哥哥。父亲非常宠爱他的姐姐，而比较忽视阳阳。他的姐姐目前在大学读书，哥哥在一所高职学校里就读，平时住学校，所以大多时间，在家里的小孩只有阳阳一个人。

阳阳的父母关系不好，父亲经常责骂母亲，母亲则逆来顺受，所以把气都发到阳阳身上，对他要求很苛刻。从他懂事后，他开始自卑，开始封闭自己。虽然没有什么形式上的反叛，但是总爱一个人独自待着。刚开始还好，他还会和同学们有彼此的交流串访，但是自从上初一开始，他就慢慢地开始沉迷网络。到现在为止，他已经不能自拔。

网络过度使用目前是儿童青少年常见的问题，一旦孩子网络入迷，耽误学业，会给整个家庭带来很大的困扰，尤其是家长，万分焦虑，会强烈制止孩子的上网行为，就像阳阳的父母，严加看管、责怪孩子不懂事、切掉网线、监视读书等。但殊不知这样会让孩子雪上加霜，连唯一能够舒缓情绪、安抚自己的方式也没有了。在儿童青少年心理门诊中我们几乎没有见过通过粗暴的管制可以帮助孩子戒掉上网行为的案例，反而导致亲子关系紧张，孩子更加的反叛，甚至不去上学。

那么，当我们发现自己的孩子网络过度使用时应该怎么办呢？

首先，我们先平静下来思考，孩子从网络中能获得什么，是什么让他沉迷于网络？是不是现实中孩子有什么困难和委屈，在现实层面没有得到支持和帮助，使孩子从虚拟网络中寻求自我安抚的方式。就如阳阳，父亲性格暴躁，父母关系也不好，母亲在父亲面前受了委屈将情绪发泄到阳阳身上，那阳阳怎么办？暂时不谈孩子在学校中遇到什么困难，仅仅家庭的情绪都无法应对。初中之前还好，能够有小伙伴交流一下，但到了青春期孩子的独立意识和自尊问题，让其无法在小伙伴面前暴露自己的弱点，他只能在网络中暂时回避，逃开现实的困难，不让自己那么的痛苦。如果这个时候阳阳的父母只是从行为层面来管教和责罚，我们想象阳阳的心理状态是什么样的，他会在无助、委屈的基础上更加愤怒，甚至对网络更加不能自拔。

所以，家长不要着急切断孩子的网络，甚至如果可能还要和孩子一起玩游戏，了解他沉迷网络的状态，和孩子建立关系，方便引导。然后要找到孩子网络入迷背后的真正需求是什么，孩子的困难和苦楚是什么，这样才能从根本上帮助我们的孩子。

学校老师，尤其是班主任，要了解孩子的家庭状况，关心孩子的情感，并及时和家长沟通，对于孩子的心理的需求和困难要引起关注。

有一些网络过度使用的孩子可能潜藏着抑郁情绪或社交恐惧问题，也许是生病了，这时要带孩子到专业的精神心理医院，寻求专业的帮助。

校园暴力欺凌没有赢家

北京回龙观医院　王绍礼　杨兴洁

校园"欺凌"时有报道，在此，我们不想去探究谁对谁错，或者责任在谁，只想借此谈谈儿童青少年的心理健康问题，以期引起大家的关注。

最近，我们也接诊了一个在校园里遭受同学暴力欺凌的受害者，是一名小学三年级的男生，无端受到了班级里身材高大同学的殴打，出现了紧张、害怕，不敢去上学，夜里睡不好觉，一到傍晚就会出现紧张、担心等焦虑情绪，也不愿意主动提及被打经过，晚上会经常做噩梦。

人们在分析这样的事件时，总喜欢把双方分成有理方、无理方；受害方、获益方；吃亏方、占便宜方等。其实，从心理学角度来看，儿童青少年之间发生了"欺凌"事件后，任何一方都是受害方，绝没有一方是赢家。

1. "受暴者"的心理阴影可能会持续较久　儿童青少年在经历了一些突如其来且超乎寻常的威胁性生活事件后，短期内（通常是数天之内，一般在一个月之内）常出现紧张、害怕、不安等情绪，严重患者可呈现一种"茫然"或"麻木"状态，如果不及时、恰当处理可能会慢性化。

有研究表明，童年时期频繁遭受欺负（包括躯体或情感），不但在短期内会产生上述表现，从长远看来，此对儿童、青少年的成长也是不利的，成年后患焦虑、抑郁以及其他精神障碍的发生率明显升高，并一直持续到中年。童年时经常被欺负的孩子在45岁时会有更大的焦虑、抑郁和自杀的风险，50岁时他们的认知功能也会表现得比较差。

2. "欺凌"事件处理不当还有可能对"受暴者"造成二次伤害　童年期的孩子一个很大的特点就是自己还没有完全形成一套自己的价值判断体系，儿童的认知理念、情绪变化会受到很多因素的影响。倘若双方持续对峙，"被欺负者"陷入舆论的漩涡，舆论导向的一点变化就可能导致心智不成熟、不稳定的儿童出现情绪上很大的波动；其次，"被欺负者"目睹自己的家长为自己争取权利和利益费了很大的心血，常会出现的一种情绪是"内疚"或"自责"；再次，"被欺负者"在不得不配合各方弄清楚事件的真相过程中，不得不一遍一遍地面对令他（她）痛苦的事件。倘若在此阶段不能进行很好的干预，这将会成为孩子一个很大的心病，对孩子容易造成二次创伤。

3. 施暴者可能会为自己的行为"付出代价"　"欺凌"事件的所谓"施暴者"也有可能会受到伤害，这是特别容易被大家忽略或不理解的。试想，一个幼童，有意或无意当中，由于自己的行为给他人带来伤害。在舆论大战中，他（她）会自然被推到风口浪尖上，懵懂的他（她）不得不面对着社会道德、社会准则的评判，面对学校老师、同学的口水，面对对方家长的质问，此时，他（她）成了舆论的"受害者"。

4. 频频施暴的孩子，心理健康堪忧　童年时期频频对他人施暴，欺凌他人，看似一个简单的问题，但是如果不及时加以纠正，就会导致其缺乏是非观念，形成习惯性行为模式，在成长过程中会面临更多的心理问题，成为问题少年，以后发展为品行障碍或者反社会型人格障碍的可能性就比较大。并且家庭中有一个频繁施暴的孩子，在给别人带来麻烦的同时，也会给自己的家庭带来负面影响，孩子会不分场合、地点、对象地施行暴力，这个时候，与孩子接触最多、最密切的父母，首当其冲成为最大受害者。

如何避免儿童青少年间"欺凌"，促进儿童青少年心理健康？

首先，重视儿童早期的家庭教育。家长是孩子的第一任老师，家长的言传身教对于孩子的成长至关重要，教育孩子不能简单粗暴，动辄就打。岂不知孩子即使是"口服"了，内心仍然不服。他也会向家长那样学会遇上问题就通过武力来解决，自然而然就形成了好施暴的倾向。

其次，让儿童学会情绪管理。一般儿童的情绪波动会比较大，那么当孩子出现情绪的时候我们如何引导是家长或者老师需要重视的。我们首先要接纳孩子的情绪，而不是上来就不问青红皂白地压制孩子表达自己的情绪，当孩子在向我们表达情绪的时候说明他在你这里是感觉到安全的，自己的情绪是可以表露的，这时候是我们帮助孩子处理情绪很关键的时候，不要轻易说："不要哭，这点小事没什么。"有些事情在大人看来是小事，但在孩子眼里就是天大的大事，所以，接纳孩子的情绪是关键。

最后，重视儿童早期人际交往能力的培养。这一点也是儿童在与家人早期互动过程中形成交往模式的一种表现，我们会看到亲子关系好的儿童人际交往能力强，因为这是早期亲子互动模式的一种延续。当孩子从家庭逐渐走向幼儿园、学校，甚至社会，这种最基本的人际交往模式也将延续，并且在儿童的自我成长过程中也会不断修正。

儿童青少年是一个心智尚未完全成熟，情绪变化波动范围较大的特殊群体，倘若老师、家长、社会舆论积极引导，他们会逐渐心智成熟、人格健全地成长；倘若在其中某个成长阶段遇上一些解决不了的情绪问题，必要时要及时寻求专业心理医生的帮助。

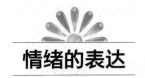

情绪的表达

北京大学第六医院　唐登华

在日常生活中，我们不断与他人、与社会、与环境发生着利弊相关的联系，不时地会产生各种情绪，情绪产生后如不能将其表达出来，则会淤积成灾，形成病理。

情绪的表达由近及远分为四个层次，即向自我表达、向他人表达、向环境表达和升华表达。

一、向自我表达

向自我表达即让自我意识到情绪的起因、性质、特点等的表达方式，也就是将情绪提高到意识层面上来。这一点看来较容易，但通常是难以完全做到的。之所以困难出于两方面原因：一是自己意识不到自己的情绪变化，二是虽然能觉察到自己当时的情绪，但对情绪的起因、性质、特点等了解不清。如果这两方面表现明显，则称之为情绪的自我表达不良。

情绪的自我表达是情绪表达的关键一步，亦是其他表达的基础。如果我们对情绪认识清楚了，多半会自然而然地找人倾述诉，或向环境发泄。因此，情绪的自我表达不良常常是心理疾病的基础之一。

二、向他人表达

向他人表达即将我们的情绪向周围的人表达出来，让他人认识并共享我们的情绪。表达的对象通常是导致我们情绪产生的人，或是亲人、朋友、领导、同事、社会等。如心爱的人送自己礼物时用拥抱、高兴的表情及言语来表达自己的喜悦；别人伤害到我们时用抗议、指责、痛骂，甚至暴力来表达自己的不满；伤心时找朋友去诉说，或找心理医生咨询；工作压力太大时向配偶诉苦；对社会上某些现象不满时写文章抨击等。

向他人表达是日常生活中情绪表达的一个主要方式，也是人们最熟悉的一种方式，至少谁都知道，不开心时找朋友聊聊，在外面受气了回家向家人发发脾气等。

三、向自我及他人之外的客观环境表达

向客观环境表达即在客观环境里去表达自己的情绪。如摔东西、击沙袋，或在无人处高喊、哭泣，或歇斯底里发作，或拼命跑步，或将自己关在屋里骂爹、骂娘、骂老天等。这种表达方式对于那些不善与人交往者显得尤其重要。

四、升华表达

升华表达是超越所有表达的对象，将情绪的能量指向其他的、更高层次的需要，从而为那些高层次需要的满足提供能量的表达方式。这是最难的，也是情绪表达的最佳方式。

以文学艺术来表达情绪是升华表达的一个主要形式。当我们处于某种情绪状态时，可以通过文学艺术的创作与欣赏，来疏泄内心的情绪，同时也为社会带来一定的精神财富。例如，当我们高兴时，唱唱欢快的歌；痛苦时弹一弹忧伤的曲子；愤恨不满时看一看快意恩仇的武侠片。将自己的情绪与文学艺术作品进行沟通与交流，不仅疏泄了情绪，还享受了艺术的美。情绪中的文学艺术创作更是情绪表达的最高境界，将自己的情绪升华为一件不朽的艺术作品更是人生的一大快事。在情绪表达过程中我们或题诗或作画或奋笔疾书，这时，情绪是悲也好、是喜也罢，已无分别。

将情绪的能量指向某种理想、信念是情绪升华表达的另一形式。当我们处于某种情绪中时，将其能量转化到某种理想、信念的追求中，从而使得情绪得以疏泄，并且也为高层次的需要提供了动力。

情绪的心理表达的四个层面：向自我表达，向他人表达，向客观环境表达及升华表达。不同的人擅长不同的表达方式，情绪的心理表达是主观有为的，通过主观努力可以提高这类表达的水平，促进心理健康。

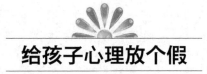

给孩子心理放个假

北京回龙观医院　李 娟

现在的孩子太幸福了，不愁吃穿，很多要求家长都会满足。但他们又太脆弱了，尤其是在面临挫折时，轻者沮丧哭泣，重者情绪失控。平时学习紧张，家长一切都由着孩子的意愿，轻易不去"招惹"他们，尤其是在假期。但作为家长要注意以下几点。

一、家长多理解孩子

虽然现在的孩子有优越的生活条件和生长环境，但他们承受的压力也是巨大的。学习竞争激烈，父母的期望值过高，使得学生精神压力越来越大。每一次考试，不少学生都十分紧张，总担心考不好，会受到老师、父母的责备和同学的冷眼，以致产生焦虑、烦躁情绪。而在与家长、老师和同学的交往过程中，这种不良情绪就会宣泄出来。所以，不要一味埋怨孩子发脾气，应该尽可能给孩子减压，引导学生合理发泄不良情绪。

二、家长和学生同时减压

家长除了要给孩子减压外，自己也要减减压。学生的压力除了来自学校，有相当一部分也来自家长。家长们常喜欢把自己的孩子与别人的孩子相比。自家的孩子好，自然沾沾自喜；自家的孩子不如别人，一顿数落是免不了的，更惨的是今后会对孩子更加苛刻，使孩子紧张、反感。家长对学生有较高的期望值无可厚非，虽然父母主观上不想给他们增加负担，平时也不断地向孩子强调："没关系，别紧张，你只要认真学习就行了。"但过高的期望和过分的关爱，无形中给他们增加了心理负担，使他们觉得如果学习不好就对不起父母，把学习当作一种负担，体验不到学习本身的乐趣。

减压的几种方法

多和孩子沟通，但不要反复讲述功课。应该和孩子谈谈学校的奇闻轶事，电影、电视的动人情节，音乐的感人之处，尽量使孩子在学习之余处于闲暇的状态，使他们的身心尽可能地放松。

引导孩子合理发泄不良情绪。由于孩子发育尚未成熟，情绪不太稳定，所以他们遇到挫折时，经常会以发脾气、大声喧哗来发泄。家长应为他们铺设合理发泄的渠道。一是让他们尽情倾诉，讲出自己的不满和不理解之处；二是引导其转移情绪，用积极情绪代替消极情绪；三是音乐抚慰，优美、轻柔、舒缓的音乐往往能使烦躁、焦虑的情绪调整过来；四是让孩子们放声唱、振臂呼，从而发泄不良情绪。真正给自己和孩子的心理放个假。

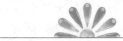

哪些疾病可能导致抑郁症

北京回龙观医院　南振国

抑郁症是危害全人类身心健康的疾病。据统计，内科住院的患者中有22%~33%的患者可诊断出患有抑郁症。一些慢性病患者如心脏病、癌症、肺病、脑中风患者，发生抑郁的比例明显增加。

1.**心血管疾病和抑郁**　调查表明，40%的冠心病患者以及45%的心肌梗死患者同时伴有抑郁症状。抑郁将使患者对于心血管疾病治疗的遵医嘱性明显下降，大大影响疾病的康复过程。更为严重的是，抑郁可诱发心肌梗死，并使心血管疾病的长期死亡率增加80%以上。

2.**中风和抑郁**　三分之二的中风患者在发病后两年中伴发抑郁症状。研究表明，伴发抑郁将使中风患者的死亡率增加三倍。抑郁将使中风患者主动康复的愿望明显降低，以致延缓神经功能康复，具体表现在语言、运动、行走能力的下降。

3.糖尿病和抑郁　大量资料表明，三分之一的糖尿病患者在接受治疗期间伴有抑郁症状。抑郁极大地影响糖尿病患者的血糖控制结果，还会导致糖尿病患者产生慢性并发症的危险性升高，如视网膜病变、冠心病、中风、肾功能衰竭等。

4.肿瘤和抑郁　有关资料表明，将近一半的肿瘤患者伴有抑郁情绪。抑郁将导致机体免疫功能降低，加重已有的疼痛；使患者陷入持久的痛苦之中，缺乏战胜疾病的信心或对疾病的预后产生悲观想法。长期研究显示，抑郁可使肿瘤患者的生存率降低20%。

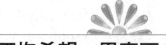

不抱希望，果真不会失望吗

北京回龙观医院　李献云

我不时会听到成年人说：我不敢让自己对丈夫（妻子）抱有期望，这样我就不会失望，因为期望越高失望越大。

也有学生对我说：对于考试我不抱什么希望，免得我失望。每次考试之前我都会设想自己考得很糟，这样无论结果如何都不会比这更差，而且肯定会比我预想的好，那我就开心了。

当然也会听到：我这个人很懒，而且我喜欢半途而废，我不能坚持。所以别对我报什么希望，我也不让自己有什么希望，免得到时大家失望。

我还会听到：做什么都很麻烦、很无聊，而且做了之后还不见得会好，还不如不做。我懒得动，懒得努力，不想尝试，不想改变，这样挺好。这就是我的个性，我就是这样，我这样挺好。

我更会听到青少年说：我对未来没什么设想，我的要求很简单，过得舒坦点就行，舒坦着过下去。我觉得我现在每天看手机、玩游戏就挺好，努力不就是为了过得舒坦吗？我现在就很舒坦了，还努力干吗？

基于对自己或对他人的"了解"，已然有了判断，为了不让自己或他人失望，于是不抱希望，自然就不会有失望。

提前预想成绩糟糕，让自己对比实际成绩后开心一些，这样帮帮自己不是挺好吗？

因为担心做的过程麻烦、做完之后会因做不好而失望，在做事之前就对过程和结果有了糟糕预测，所以选择不做事。明知不好干嘛不回避呢？

追求的就是过舒坦的日子，现在已然实现，何须再努力？

这些听起来都是那么的合情合理、符合常识，甚至感觉是在自我帮助、避免给自己找麻烦，只是果真如此吗？

结果当事人就会发现，这样的日子一久，却变得越来越郁闷寡欢，越来越缺乏做事的动力，什么事都不想干，越来越感觉无聊乏味，一切都没劲。总是玩游戏让自己的视力变差，体能变差，甚至更加烦躁易怒。甚至有的家庭因此陷入硝烟弥漫的战火中，或者陷入彼此冷眼相待的无奈麻木中。

为什么那些看似自我帮助的策略却起了反作用？到底是哪里出了问题？

如果细心回味，不难发现这一切都是思维惹的祸。因为，不抱希望，预想未来糟糕，自然就不愿多做一些，不愿多做一些出现的结局自然就印证了之前不报希望的策略看起来是对的。如此让自己陷入恶性循环，愈加感觉不到希望所在，从而无力自拔。这既是社会心理学自我验证理论在现实生活中的反应，也是认知行为理论在我们个体身上的反应。认知影响行为，行为导致的结局反过来作用于认知、强化认知。

那么打破这一恶性循环还得依靠认知行为理论：我们既可以在做事情之前试着摈弃糟糕预测，或者把糟糕预测放在一边，或者想到除了糟糕结局之外的其他更多可能性甚至好的结局，也可以采用自我鼓气、自我激励的方式去做事、去行动，或者不管不顾只去做事、只去行动而非靠着惯性不做不动。是否只有如此尝试下去，抱有希望，才可以有机会发现不一样的结局？

当然，这个过程并非易事，因为基于既往经历已经有了对自己、对他人的认识，也有了似乎合情合理的对未来的预测，却需要反其道而行之，怎么可能容易？所以在这个迈开行动步伐的过程中，就格外需要家人、亲友、身边人的支持，对于在尝试中出现的差错，无论是当事人还是身边人，学着去接纳，学着去发现差错带给我们的收获，而非评判后一棍子打死，继续尝试或者略做修正后再尝试，曙光难道就不会再次出现？

抱有希望，虽然会失望，但正是那短暂的失望中孕育着后续的希望。愿我们无论迷失多久，都能再次提醒自己：希望就在努力中！因为努力不白费，不是吗？

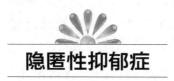

隐匿性抑郁症

北京回龙观医院　牛雅娟

抑郁症是一种常见的精神障碍性疾病，世界卫生组织统计，每四个人当中至少有一个人在他一生当中出现过抑郁，100个人里有4~8个人会得抑郁症。虽然抑郁症的病因目前仍不明确，但可以确定的是，生物、心理与社会环境等诸多方面因素参与了抑郁症的发病过程。目前临床主要采用药物治疗联合心理治疗，并且配合无抽搐电痉挛治疗、重复经颅磁刺激等物理治疗的综合治疗手段。

抑郁症的典型症状

心境低落、思维迟缓、意志活动减退、认知功能损害，还伴有睡眠障碍等躯体症状，严重者会有自杀企图或行为。

但也有部分抑郁症患者因为症状并不"典型"，往往被忽视或者误诊，例如"隐匿性抑郁症"患者。

1.**案例分享**　张女士今年57岁，自打退休，她便成了医院的"常客"。这两年，她总感到头晕、头痛、疲乏无力，而胃胀、胃痛更让她吃不下东西，人也消瘦了很多。她担心自己得了重病，反复到医院检查，胃镜做了四次，胃药也吃了很多，就是没有解决问题。最后，她在医生的建议下来到精神科。医生发现，张女士除了躯体不适外，还有情绪低落、兴趣减退等表现。经过详细评估，她被诊断为抑郁症。经过抗抑郁治疗后，不仅躯体症状改善了，心情也豁然开朗。张女士说，万万没想到，自己的胃病居然是在精神科治好的。

2.**案例分析**　张女士所患的是隐匿性抑郁症，在综合医院很常见。隐匿性抑郁症占抑郁症的10%~30%，患者并不都像林黛玉那样爱掉泪，症状多种多样，导致误诊率高达70%以上。患者多数有明显的躯体症状，往往因此忽略了情绪问题。躯体症状一般有如下表现：消化系统症状表现为恶心、呕吐、腹胀、腹痛、腹泻等；心血管系统症状表现为心慌、胸闷等；各种不明原因的疼痛也是很常见的，如肩痛、背痛、肌肉酸痛等。他们往往辗转就诊于消化科、心血管科、神经内科、中医科等，医生也常常查不到原因，最后被转到精神科或心理科。

3.心理处方　　患者在关注自身躯体症状的同时，也应关注心情变化。如果发现自己存在情绪低落等表现，要及时就诊于精神科或心理科。因为隐匿性抑郁症的表现往往不典型，所以容易被亲人或朋友误解，甚至被认为无病呻吟、没病装病，希望周围人能给予他们更多关爱和理解。就像普通抑郁症一样，隐匿性抑郁症经过系统治疗，可以达到很好的效果，请不必过于紧张。

小孩子也得抑郁症

北京回龙观医院　　邸晓兰

诊室故事

一个8岁的女孩，老是哭，哭完她就烦躁。问她怎么啦？她说："我老想掐住一点。"还说："掐不住就烦。"但又问不出她要掐住什么，为什么要掐。

另一个以往学习、品行很好的女孩，突然行为改变，冲动、逃学、说谎、偷窃。她偷了同学的洗发水、饭票、小手绢。问她为什么偷？她说："上次出去买冰棍，同学没带钱，我借她了，说好还，她不还我。所以我就偷她两毛钱，就偷那根冰棍钱！"这孩子怎么这样较真？一深究，她说："心理不愉快，烦。"

两个孩子都被确诊为抑郁症。

一、点评

1.小孩子抑郁症状不典型

上面两个孩子的症状实际上是抑郁情绪的"变态"表达，而这样的孩子容易被误诊为品行障碍。

和成年人抑郁症不同，孩子越小，其症状越不典型。大一些的孩子可以部分表达出内心的痛苦，也会出现自责、自罪感，而年龄小的孩子，他们说不出抑郁的心理体验，只表现出无缘无故的烦躁不安，他们可能哭泣、不听话、多动、注意力不集中、学习成绩下降、品行方面出现问题，甚至自伤、自残。

儿童期虽然不是抑郁症的高发期，但也并非少见。孩子得抑郁症相对成人来讲，与环境和心理关系相对较小，主要受生物学因素的影响。研究发现，多种神经递质的代谢障碍、神经内分泌失调、基因变异、脑结构先天发育等问题都可能是儿童抑郁症的病因。

2.抑郁vs品行障碍

患抑郁症的孩子常常伴有一些躯体和自主神经系统的症状：较小的孩子本来都不尿床了，可一段时间又遗尿、遗粪；有的小孩老说肚子疼、脑袋疼或是喘不过气来等，家长带着孩子就去医院内科检查，看来看去，什么身体疾病都没有；睡眠障碍、心悸、憋闷、厌食或贪食也很多见。

儿童抑郁症还常伴有强迫症状：比如反复洗手，反复检查，写一个字要查半天，怕写错了；强迫性仪式化的动作，早晨起床磨磨蹭蹭，总也穿不上衣服，走两步退两步，怕踩着东西；强迫性不停地询问、数东西等。躯体症状的出现可能与丘脑功能障碍相关，而强迫症状与抑郁症状常有共同的病因。

这样的孩子很不容易被家长识别是患了精神方面的疾病，总以为孩子不听话，是逆反心理，坏毛病，像前面讲到的第2个孩子更被认为是有品行障碍。

品行障碍必须是一种持久的、反复存在的问题，不会是突然或短时出现，其程度要达到相当严重的反社会性、攻击性、对立性。

二、提醒

儿童抑郁症及早治

如果家长发现孩子的行为突然古怪，出现以上症状，再排除孩子自述的其他躯体性疾病，就应该想到是不是孩子的精神方面出了问题，一定要带孩子去看精神科医生。儿童抑郁症只要及早发现，及时治疗，是完全可以缓解和治愈的。

虽然抑郁症是有一定自限性的疾病，但自然病程长，可达数月甚至1年以上，会明显降低孩子和家人的生活质量，严重影响孩子学习、健康发育，给孩子的心灵留下创伤。且抑郁症复发率相当高，自杀则是最严重的、也是难以防范的结局，统计发现，抑郁症患者50%~70%都有自杀企图，15%最终会自杀身亡。目前，治疗抑郁症的方法很多，疗效也很好，家长担心的药物副作用问题已基本得到解决。

精神障碍患者居家及社区康复要点

北京回龙观医院　崔　勇

当精神障碍患者病情稳定，回归家庭及社区生活时，如何独立、规律地生活作息及保持恰当的人际关系是一项大课题。居家及社区康复能够有效地预防疾病的复发，改善患者的社会功能，提高生活质量，在这个过程中，不仅需要患者规律与持续的执行，更需要家属的配合与鼓励。

一、居家康复的目标和内容

1.生活正常化、结构化　精神障碍患者因症状的影响，有的会变得较懒散，不注重自己外表，常躺在床上不想活动。家人可以与患者一起讨论并列出"日常活动表"，列出起床、吃饭、休闲活动、睡觉、一般任务的作息时间，并一起鼓励切实执行。白天安排活动让患者参与，避免患者无事可做，出现很晚起床或白天长时间躺在床上的情形，以重新建立生活秩序。

2.鼓励患者参与社会生活　一部分患者生病后容易变得更敏感、不愿与人交往、人际关系不佳，家人有义务协助患者重建社交生活圈。可以试着从家庭本身做一些调整，设置家庭意见箱，并找出固定时间举行家庭会议，讨论家庭事务，进行沟通交流。同时维持原有的家庭生活习惯，如全家人共同在餐桌上用餐，共同参与周末户外活动，生活习惯并不因患者生病而改变。由慢慢邀请患者熟识的朋友进入其生活圈，并随时与患者讨论，逐步扩展患者社交生活。

3.凡事有计划　患者因为生病，承受压力的能力往往较病前低，所以家庭生活宜建立一套秩序以利其遵行，并避免突发状况发生。如果家庭生活无可避免地将面临一些改变时，如家庭成员之一面临长期外地出差、退休等，必须事先与患者讨论，通过事先演练、分享计划，再建立生活秩序，减少患者无所适从的情形出现。

4.培养患者的责任感　循序渐进地让患者自行照顾自己，进而让患者知道自己对家庭的责任与贡献。生病的人总是得到更多的呵护与关心，久而久之易形成依赖的性格。鼓励患者自立，培养患者自我负责的生活态度，是非常重要的居家生活康复的目标。家人可以观察患者目前具有的能力，鼓励其继续发挥，与患者讨论进一步的计划，协助其分项逐步完成。

5.规律门诊复诊　精神障碍一般要长时间的门诊随访追踪，在复诊时，与医生沟通患者的情况，让医生了解患者在家中的表现，与医生一起讨论患者的治疗和康复计划。家人密切注意患者的服药习惯，坚持按医嘱服药，做到规范治疗，减少疾病的复发风险。

二、社区康复的基本内容

1.休闲生活　所谓"休闲生活"是指利用余暇时间所从事有益于身心健康的各种活动。休闲活动没有一定的模式，可以是随性、个人化，也可以是有规则或团体性质的。例如：①文化活动——如朗读、写作；②社交活动——如交谊、游戏；③体育活动——如郊游、球类、竞技等；④艺术活动——如电影、美术、雕刻等。目的是借助这些活动，能增进患者的自信心，学习如何与他人有良好的互动，获得成就感。开始时可先由家人陪着一同活动，带动患者养成良好休闲生活习惯。假日或闲暇时可安排全家共同参与的活动，如爬山、歌唱、烤肉等，不仅可联络感情，更可在活动中学习正确的社交礼仪及待人处事原则。

2.自我照顾　精神障碍患者的社区生活康复中，以自我照顾为最基本的要求。一般包括以下内容。①个人卫生：如沐浴、穿衣及盥洗等；②金钱管理：如每日金钱花费记录、家庭预算等；③采购：如列出购物清单、购买生活所需用品；④餐点的准备：如准备三餐、安全使用厨具、维持厨房的整洁与卫生；⑤居住：如住宅安全，家具的摆设；⑥旅行：如使用公共运输工具、地图；⑦健康照顾：如正确的健康观念，维持适当的体重。

3.时间管理　有的患者患病后时间管理能力变差，对事情没有计划，无法按部就班完成既定目标。通常的做法是，与患者共同观察一天的活动，完成时间记录表格，让患者一目了然的观察这样的时间安排是否恰当，是否需要调整。刚开始时可能需要家人较多的协助与指导，逐渐养成患者自我观察及妥善运用时间的好习惯，虽然过程是漫长且艰辛的，但对患者而言是重要的。

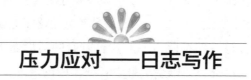

压力应对——日志写作

首都医科大学附属北京安定医院　西英俊

丹麦著名作家卡伦·布利克森旅居非洲大陆17年，经历了千辛万苦。她曾经说道："如果把悲伤放进故事中，那我们就能承受所有的悲伤"。越来越多的心理学家认同了这一说法，一致认为日志写作是一种有效应对压力的技术。那怎样有效地使用这种方法呢？以下做一简单介绍。

一、明确压力源

日志写作的第一步应该是先明确外界压力源，即令你感到压力的人或事。描述人时，要把与此人相关的事情写清楚。同样，描述事情时，要把与此事相关的人写清楚。这可能会让你更为准确把握你的压力源的数量以及压力源之间的相互关系。明确压力源可以通过自我提问的方式来进行。例如，今天或者最近这段时间都有哪些事情让我烦恼不已；最近，我的心情很容易受到谁的影响；和谁在一起做什么事情时，感到心里不舒服等诸如此类的问题。

二、描述情绪

这是日志写作的第二步，是非常重要的环节。因为这涉及人类内心最深层次的心理状态。衡量一个人心智成熟与否的重要标志之一就是看其能否及时而准确的觉察、识别、表达和理解情绪。比如说，今天因为某件事情让你内心感到隐隐的不舒服，这就是一种对自我情绪的及时觉察；接着你要耐心去分辨出这种不舒服感到底是何种情绪，是愤怒还是恐惧，是羞愧还是内疚等，这就是情绪的识别；随之，将你识别出的这种单一或复杂的情绪状态果断的记录下来，这就是一种情绪的表达；最后，再理性的分析和找到引发这种情绪的原因。

三、探索压力本质

这一步是对压力问题更深层次的探索，也就是找出压力变化的规律。比如，几天前的一篇日志记录了你与单位领导之间发生的冲突；过了几天，你的日志记录了你与社区管理人员之间发生了一些不愉快；又过了几天，你的日志又记录下你与自己的父亲之间产生了一些摩擦。经过对这段时间日志写作的总结和分析，你可能发现你总是会与那些社会地位高、具有权威性的男性相处时感到焦虑、烦躁。这就是说，你深刻认识到了自己不同形式的压力表现所具有的本质特征。越深刻地认识到压力的变化规律，理解到自身与压力之间的关系，就越能够准确而有效地解决压力。

四、解决压力

解决压力之道，主要有4个途径：一是成熟应对方式；二是合理认知模式；三是科学情绪管理；四是和谐社会支持。在日志记录中，你可以从这四个维度出发，尽情发挥你的智慧和想象力来应对压力。这不拘泥于任何词语的使用、语法的限制和句式的排列。让思想在脑海中翻滚，并自由流淌至你的笔尖上。比如：今日，领导来到我的办公室，调查工作中出现的一个差错。因为此差错与我的工作失误有关，所以我感到紧张不安。当领导问我是否应该为此负责时，我的第一个反应是这个错误与我无关，但如果这样回答的话，我想这虽然暂且让我逃过一时的批评，但以后必然会失去领导的信任和同事的支持。所以我想成熟的应对方式应该是……

总之，从短期效果来看，日志写作是一种情绪宣泄的方式，使得人们的思想、情绪和感知得到释放，解放心智，延伸和扩展自我界限；从长期效果来看，人们通过努力提升自我解决压力的能力，也渐渐形成了新的人生观和价值观。只要坚持下去，日志写作将使得你受益无穷！

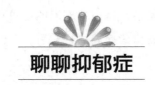

聊聊抑郁症

北京小汤山医院　徐　虹

一、人们怎么了

你还记得张国荣和崔永元吗？张国荣是一位在全球华人社会和亚洲地区具有影响力的著名歌手、演员和音乐人。2003年，张国荣因抑郁症去逝。

一句"小崔，你抑郁了吗？"让全国人民都知道了"抑郁"。

抑郁不是名人的专利，许多普通人也如是。他们宅在家里，晚上睡不着，白天很少活动，疲乏无力，宁肯睡在垃圾上，也不愿意起身打扫房间；整天闷闷不乐，兴趣索然，常常保持沉默，很少和朋友联络；没有食欲或饮食不规律；抱怨脑子不好使，习惯把事情拖到最后一刻；对生活看不到意义，也看不清未来，觉得"只有一条绝路可走"。他们已经感到不堪重负了，对这种状态，他们真的无能为力。觉得自己好像被卡住了，无法拿出足够的力量做任何事。就像中国神话里的捆仙索，一旦缚住，手脚俱在，意识清醒，但却不能动弹，也无法挣脱。也许只有某种强大的外力才能指引他逃离困境。

这是因为，他们抑郁了。抑郁症就是精神感冒，可能眷顾任何人！

二、什么是抑郁症

抑郁症是一种常见的情绪性心理障碍，以显著而持久的心境低落为主要临床特征。从情绪的轻度不佳到严重的抑郁，主要表现为情绪低落、兴趣减低、悲观、思维迟缓、缺乏主动性、自责自罪、饮食和睡眠差，担心自己患有各种疾病，感到全身多处不适，严重者可出现自杀念头和行为。

三、抑郁症离我们远吗

抑郁症是一种常见疾病，其终身患病率为6.1%~9.5%。女性的患病率通常是男性的两倍。根据WHO研究报告和国家卫生健康委有关资料显示，有20%的人有抑郁症状；有7%的人患有重性抑郁症；抑郁症患者中有90%未得到过正规治疗；抑郁症占中国疾病负担的第二位。

据WHO预测：21世纪抑郁症将与艾滋病、癌症并列为"三大杀手"。美国权威部门调查结果显示，自杀者中有三分之二都是抑郁症患者。

四、人为什么会得抑郁症

抑郁症是多种复杂因素相互作用的结果。一般包括以下因素。

1.生理因素　生物化学异常，如大脑中5-羟色胺和去甲肾上腺素等功能和代谢异常的人就容易患上抑郁症。

2.遗传因素　抑郁症往往有遗传倾向。若父母一方患有抑郁症，孩子患该病的机会将增加10%~13%，但这种倾向不是造成抑郁症发病的唯一原因。

3.社会与心理因素　长期存在，一直未能解决的不良生活事件、过分的日常压力都可以促成抑郁症的发生。对于抑郁症的易患人群，如果持续处于暴力、忽视、虐待或贫穷之中，更可加速患上这种病。

4.继发性各种躯体疾病

五、如何识别抑郁症

抑郁症的基本症状如下。①"三低"：情绪低落，思维迟缓，动作减少。②"三无"：无用（过去失败），无助（现在无能），无望（将来无望）。③"三自"：自责、自罪、自杀。抑郁症还有许多的伴发症状：如睡眠障碍、食欲下降、性功能障碍、体重减轻、难以名状或是无法解释的各种慢性疼痛（特别是头痛、腹痛、骨盆疼痛）、胃肠道功能障碍等。

典型抑郁症患者具有"懒、呆、变、忧、虑"的"五D征"特征，加上顽固性失眠和躯体不适；还可以用自评抑郁量表（Self-Rating Depression Scale，SDS）进行自我评定。但最终一定要及时找专科医生进行确诊和治疗。

六、得了抑郁症怎么办

综合治疗：药物治疗、适度运动、饮食的调节和心理治疗。

七、小结

抑郁症是一种常见、反复发作、高自杀率、高疾病负担的疾病。但抑郁症又是一种精神感冒，是可治的。其核心症状是情绪低落，躯体症状多，早期识别加上有效药物治疗、适度运动、饮食的调节和心理治疗是可以摆脱抑郁症的。要重视自杀问题。

四、饮食健康

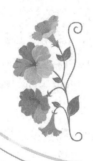

走出对牛奶的几点认识误区

北京协和医院　于　康

误区1：每天一袋牛奶，导致蛋白质超标。

有人说，"牛奶中的蛋白质是母乳的3倍，经常喝牛奶会导致蛋白质过量；而80％以上的疾病，都与蛋白质摄取过量有关。"

不错，如果蛋白质真的过量，不仅对健康无益，还可能加重肾脏负担。但每日一袋牛奶是否会导致蛋白质过量呢？让我们看看几个数据：根据最新版的《中国食物成分表》，每100克牛奶中含有3克蛋白质，远远低于豆腐的12克、猪肉的15克、虾肉的19克等。目前市场上最为常见的袋装牛奶为每袋250毫升（约合250克），蛋白质总量为7~8克。我国营养学会推荐的成人蛋白质膳食供给量标准为每日每千克体重1.0克，以一个60千克体重的人为例，其每日需要的蛋白质总量为60克左右。如果其每日饮用一袋（250毫升）牛奶，摄入7.5克蛋白质，仅占其每日蛋白质需要量的12.5％。即使摄入2袋（共计500毫升）牛奶，摄入蛋白质15克，也仅占每日蛋白质需要量的25％，何来"蛋白质过量"之说？

其实，与这种说法正相反，牛奶的蛋白质含量适中，质量较优，非常适于人体吸收和利用。每日饮用一袋牛奶，不仅不会导致蛋白质超标，还是我们身体每日所必需的蛋白质的良好来源和重要组成。

误区2：中国人饮用牛奶过量。

有人说，近年西方大量研究资料表明，牛奶造成蛋白质过量，导致骨质疏松、糖尿病、过敏症、消化不良、癌症等。

不错，有来自美国的知名学者指出，长期大量饮用牛奶可能导致某些慢性疾病发病风险增高。这是基于西方高奶类制品和高动物性食物的膳食特点所获得的研究数据，这与中国居民的实际情况有着巨大的不同。以牛奶为例，国外研究所提出的过量饮用牛奶的"过量"意味着多少呢？意味着每日饮用700毫升、甚至1000毫升牛奶。而反观我国情况，根据最新的全国营养调查数据，我国居民人均每天饮用牛奶不过22毫升（仅为一袋250毫升牛奶的8.8%！）。这个量是世界平均值的1/12，是欧美国家的1/30！因此，在人们还没有摆脱饮用牛奶不足带来的健康隐患的时候，借用西方数据宣扬"牛奶过量"论，显然是不利于大众健康水平提升的。

误区3：牛奶致癌。

所谓"牛奶致癌"，源于国外报道的动物实验结果，即用含大量酪蛋白的饲料喂养老鼠，可增强黄曲霉毒素对大鼠的致癌作用。牛奶中所含的蛋白质主要为酪蛋白，故由此推导"牛奶致癌"。但这里面存在几个大的问题：①动物实验结果不能直接推演到人身上。②该研究以酪蛋白为唯一蛋白质来源，这在人类自然膳食几乎是不可能出现的。③牛奶蛋白质含量为3%，其中70%为酪蛋白。每天饮用牛奶250毫升，摄入的蛋白质约8克，其中酪蛋白仅为6克，占每日蛋白质总量的8%~10%。这与"以酪蛋白为唯一蛋白质来源"的动物实验情况截然不同。④该研究特别指出，癌细胞的增殖是在老鼠摄入酪蛋白"达到或超过身体生长速率所需的蛋白质摄入量时"才可能发生，而这在正常饮用牛奶的情况下是不可能发生的。

此外，说喝牛奶会"诱发癌症"的另外"依据"是"牛奶含有性激素、类胰岛素生长因子-1（IGF-1）"。但性激素、IGF-1等本身就是可以由人体自然分泌的，不能因为牛奶含有性激素、IGF-1就认为牛奶能致癌，关键是它们的含量有多高，是否高到可以导致癌症的水平。实际上，牛奶中的性激素、IGF-1含量与人体自身的分泌量相比，微不足道，其可能致癌作用完全可以忽略。1500毫升（这实际是每日牛奶合理摄入量250毫升的6倍）牛奶中的IGF-1含量，还不到人体每天胃肠分泌物中IGF-1的2%，还不到人体每天自己生产IGF-1总量的0.1%。因此，即便每天喝1.5升牛奶，即便牛奶中的IGF-1都被完整地吸收进了体内，对人体的影响也微乎其微。何况，IGF-1是一种蛋白质，在通常情况下在消化道内即会被胃酸破坏，更何谈"致癌"？

综上，所谓"牛奶致癌"，完全没有科学依据。

素食者容易陷入哪些营养误区

中国农业大学　范志红

很多素食者并不清楚科学的配餐方法，以为只要把鱼、肉、蛋、奶一概从餐单上抹去就行了，并没有用多种植物性食物来努力弥补原本来自于鱼、肉、蛋、奶的那些营养素。

一些追求快速减肥的女孩子，认为素食就是吃大量蔬菜、水果，其他什么都不吃。这种错误的膳食结构，很容易导致营养素缺乏，出现大量脱发、头发枯干、皮肤松弛、身体怕冷、精神不振、贫血、缺锌、内分泌紊乱等现象。

还有一些素食的人，发现自己素食之后反而发胖了，甚至血糖控制能力更差了。这也是食物营养不合理带来的代谢失调表现。

想要成为一名对身体负责的素食者，一定要注意避免陷入以下误区。

一、只要是素食就行，不限制加工食品的数量

不少加工食品虽然是植物性原料制成，但主要成分多为精白米面，并加入了大量的糖、油、盐和"植物奶油"来获得良好口感，这些食品完全反而会增加患慢性疾病的风险。

在不吃鱼、肉、蛋、奶食物时，食物饱腹感下降，这些低营养食物往往会显得更吸引人。

二、没有在烹调中控制油、糖和盐

植物食材的风味通常较为清淡，但有些素食者为了满足口味需求，会在烹调时加入大量的油脂、糖、盐和调味品。

例如，一些以素食为原料的仿荤料理，一些甜食点心食品，虽然没有动物原料，却含有相当高的油、盐、糖，以及增味剂，它们已经没有植物性食品原有的健康效应了。

三、吃大量水果之后，还吃大量主食

很多素食者喜爱水果酸甜的口味，觉得水果很健康就放开吃。但在吃水果时也不要忽视其中8%以上的糖分，应通过少吃主食来防止能量过剩。

果汁也有同样的问题，它们的含糖量都在8%以上，葡萄汁甚至可能高达16%，大量饮用都有增肥的可能。即使自己榨的甜味果汁，也不能避免这些问题。

四、以为吃素食就要生吃蔬菜

蔬菜中的很多营养成分通过加热烹软，才能很好地与胃肠道中的油脂成分混合，从而得以吸收利用，如维生素K、胡萝卜素等，故完全生吃并不利于这类营养素的吸收。对有些消化能力弱的人来说，生蔬菜数量大时对胃肠功能也构成挑战。

最理想的做法是生熟并举，熟吃绿叶蔬菜，同时吃部分生蔬菜，也不妨碍再喝些糖分含量低的果蔬汁作为补充。

五、没有吃够绿叶菜

从营养角度看，蔬菜也有营养质量的高低之分，由于蔬菜占素食者膳食中的很大一部分，所以应尽量选择营养素丰富的绿叶蔬菜。这类蔬菜不仅营养素含量高，对于预防高血压、冠心病、糖尿病、骨质疏松等慢性疾病也都是很有效的。

但是，只吃生菜、番茄、白萝卜之类是不够的。

六、仍然全吃精白主食，没有一半全谷杂豆

精白米、精白面粉中所含的营养素非常少，不吃肉类又减少了B族维生素的来源，豆制品中维生素含量也很少。只有把主食大半换成杂粮、杂豆才能有效提高B族维生素的供应水平。

杂豆类的蛋白质含量是大米的3倍，还能有效增加植物性蛋白质的供应量。

七、奶蛋、豆类或豆制品数量没有增加

不吃鱼、肉的人需要从奶类、蛋类、豆制品中获得人体所需的蛋白质、

钙、B族维生素和维生素A、维生素D，摄入不足将会出现营养不良的状况。

蛋奶类比较令人放心，但吃一个蛋或一杯奶也是不够的，需要加量。

纯素食者则更需要注意补充蛋白质粉或强化蛋白质的食品。

八、没有每天补充坚果和油籽

研究表明，坚果和油籽不仅微量元素和维生素E丰富，对素食者十分有益，能增加饱腹感和饮食满足感，而且对控制血脂和预防冠心病有帮助。

它们也是植物固醇、卵磷脂、多酚类等多种保健成分的来源之一。

九、没有注意摄入发酵制品，也没有补充维生素B$_{12}$

虽说人体储备的维生素B$_{12}$在转为素食饮食之后仍可支撑数年时间，但长期缺乏维生素B$_{12}$供应可能导致恶性贫血和神经纤维变性。

这种维生素只存在于动物食品中。

对于纯素食者来说，维生素B$_{12}$只能从菌类和发酵制品中补充，但因这些食物中的维生素B$_{12}$利用效率较低，建议额外补充维生素B$_{12}$药片。

此外，发酵食品的铁、锌元素利用率也比较高，所以应当每天食用发酵豆制品、发酵粮食制品。

十、没有注意其他营养素补充问题

由于植物性食品中往往含有多种"抗营养物质"，就是妨碍食物消化吸收的因素，对胃肠功能要求很高。在转为素食之后，微量元素的吸收率难免会有所下降。

适当服用复合营养素，补充微量元素和多种维生素，可能是简单而有效的选择。同时，由于素食者无法摄入DHA和EPA两种不饱和脂肪酸，所以需要补充一些亚麻酸，或直接服用DHA制剂。这对素食的准妈妈和哺乳女性尤其重要。

食素并不是吃蔬菜、水果那么简单，反而需要比吃普通膳食更加注重食物的均衡与搭配，必要时服用营养补充剂。因为只有在各营养素充足且相互平衡的条件下，才能体现出素食的各种优势和好处。

所以，打算素食或者已经尝试素食的您，或者您的家人，不妨对照一下，您陷入了其中哪个误区了吗？

如果您是一个无肉不欢的人，日常鱼、肉、海鲜已经过多，那么建议您按照"中国居民膳食指南"的忠告，每天食用1~2两鱼、肉类，多吃点蔬菜、水果和杂粮。

毕竟人类是杂食动物，以植物性食品为主，加上适量鱼、肉、蛋、奶的生活，实现营养平衡会更容易，在有利预防癌症和慢性病的同时，也能兼顾苗条身材和美食感觉。

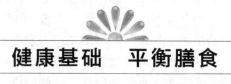

健康基础　平衡膳食

健康的四大基石包括合理膳食、适量运动、戒烟戒酒和心理平衡。要做到合理膳食，首先要了解人体所需要的营养素，其次要知道如何搭配我们的食物构成平衡膳食保证人体所需营养素的摄入。

一、人体所需要的营养素

人体所需要的营养素包括碳水化合物、脂类、蛋白质、维生素、矿物质和水六大类。其中碳水化合物、脂肪、蛋白质是三大供热营养素，给人体提供能量。对于健康人三大供热营养素适宜的供能比例为碳水化合物供能占供能总量的55%~65%，蛋白质供能占10%~15%，脂肪供能占20%~30%。合理膳食的目标是能量平衡，能量平衡的评价指标为BMI：

$$BMI（kg/m^2）=体重（kg）\div 身高^2（m^2）$$

营养不良：< 18.5；正常：18.5~23.9；超重：>24；肥胖：>28。

1.碳水化合物　应减少简单糖的摄入，少选用冰淇淋、糕点、饮料和糖果等。应以复合碳水化合物–淀粉为主，主要来源于粮谷类食物、薯类和根类的蔬菜（如山药、芋头、藕和萝卜等）。

2.脂类 包括脂肪、固醇和磷脂等。脂肪的食物来源有动物性脂肪和植物性脂肪。动物性脂肪，如牛肉、羊肉、猪肉、禽类、蛋类、奶类来源的脂肪酸以饱和脂肪酸为主，对血脂、动脉硬化、心脑血管疾病的控制是非常不利的，我们应该适当减少这类动物脂肪的摄入。水产品、鱼类的脂肪酸主要是多不饱和脂肪酸，推荐大家每周吃一到两次的水产品、鱼类。脂肪的植物性来源主要是植物油。植物油分为以下几种：第一种是富含多不饱和脂肪酸的植物油，如花生油、菜籽油、豆油等，它们含有我们不能自身合成而身体需要的必需脂肪酸；第二种是含有单不饱和脂肪酸丰富的植物油，如橄榄油、山茶籽油等，这些植物油对心脑血管疾病的患者很有好处。坚果也是脂肪的主要来源，这类食物的每天推荐摄入量不超过25克。

胆固醇是人体必需的营养素。皮质类固醇激素、性激素和维生素D_3等都是由胆固醇作为原料合成的，所以，胆固醇的摄入量要适当。胆固醇多来源于动物内脏，如脑、肝脏、肾脏等，蟹黄、蛋黄、鱼籽中胆固醇的含量也很高。推荐大家每天吃一个鸡蛋，保证胆固醇、磷脂的摄入量。植物食物含有植物固醇，可抑制胆固醇的吸收。

磷脂可促进脂肪的代谢。磷脂的主要食物来源是肝脏、蛋黄以及大豆制品等。

3.蛋白质 来源非常广泛，包括动物性食物，如奶、蛋、瘦肉类、鱼类等；植物性食物，如豆类、谷类、坚果类等。正常饮食情况下，普通人不需要补充蛋白粉。

4.维生素 包括两大类：一类是脂溶性维生素，如维生素A、维生素D、维生素E、维生素K等；另一类是水溶性维生素，如维生素B_1、维生素B_2、维生素B_6、维生素B_{12}、维生素C、叶酸等。这里主要介绍一下维生素B_{12}和叶酸。血液中的同型半胱氨酸水平是动脉粥样硬化的直接危险因素，而缺乏维生素B_{12}和叶酸可使血中的同型半胱氨酸升高，从而增加心脑血管疾病的患病率。维生素B_{12}的食物来源有动物肝、动物肾、肉类、鱼类、蛋类、奶类等，植物性食物含维生素B_{12}很少。叶酸的食物来源是绿叶蔬菜，如苋菜、菠菜、小白菜、油菜等和动物内脏。

5.矿物质 有很多种，如钾、钠、钙、镁、氯、磷、硫、铁、铜、锌、碘、铬等，日常饮食中我们最关注的是钙和铁。补钙最好的食物是牛奶，补铁最好的食物是动物肝、动物血、牛肉、羊肉、猪肉等。动物性来源的铁是血红素铁，很容易被人体消化吸收；植物性来源是非血红素铁，很难被人体消化吸收。

二、平衡膳食

没有一种食物能够包含所有人体所需要的营养素，所以，要通过多种食物搭配构成平衡膳食。构成平衡膳食最主要的食物有四大类，粮谷类食物、蛋白质类食物、蔬菜水果类食物和其他食物。

1. 粮谷类食物　选择原则为粗细搭配多样化，推荐粗杂粮，比如小米、燕麦、莜麦、玉米、高粱、各种薯类等。它们营养成分含量多，膳食纤维含量高。减少油炸食品和含糖主食。

2. 蛋白质类的食物　包含肉类、鱼类、蛋类、奶类、大豆及其制品类等。肉类中含有的蛋白质、铁、维生素是我们人体必需的，如牛肉、羊肉、猪肉、禽类等，每天推荐量是40~75克，应常吃鱼、虾，尤其是海鱼。海鱼主要为人体提供 ω-3 系列的脂肪酸，如三文鱼、金枪鱼、黄花鱼、带鱼等，这类脂肪酸对于大脑细胞非常有益，对控制血脂有益。一个鸡蛋的胆固醇含量为250~300毫克，健康人推荐每天一个鸡蛋。纯奶及奶制品的营养成分也很高，如牛奶、羊奶、马奶、酸奶、奶酪等，含有丰富的蛋白质、钙等，建议大家每天饮用300毫升牛奶。大豆类食物的蛋白质含量非常高，如黄豆、黑豆、青豆等。豆腐、豆腐脑、豆浆、豆腐干、豆腐丝等豆制品都是非常推荐的，但经过油炸和加糖调味过的豆制品，大家要适当选用，不可过量。

3. 蔬菜、水果　含有丰富的维生素C、叶酸及植物性抗氧化物质。以蔬菜为主，有些水果含糖量较高，过量食用会增加能量的摄入。

4. 其他　控油、控盐、控糖。

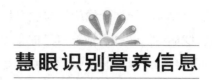

慧眼识别营养信息

北京市疾病预防控制中心　余晓辉

随着生活水平的提高，人们早已不再满足于吃饱、喝好，而是追求吃得更营养、更健康。面对超市货架上琳琅满目的食品，如何才能挑选到适合自己的、更营养健康的食品呢？此时，我们可以借助一双慧眼，帮我们剥开食品华丽的包装，看到其营养本质，而这双慧眼就是"食品营养标签"。

食品营养标签属于食品标签的一部分，最主要的就是食品外包装上的那个长方形的表格——营养成分表。我们很多人在购买包装食品时，只注重看食品的生产厂家、生产日期、保质期等，却很少关注营养成分表，其实这部分是我们了解食品营养组分和特征的关键信息。营养成分表是由三个内容组成的表格，分别是营养成分名称、营养成分含量值、营养成分占营养素参考值百分比（简称NRV%）。按照相关国家标准的规定，目前营养成分表中必须标注的营养成分名称是：能量、蛋白质、脂肪、碳水化合物、钠。这五项是食品中存在的与人体健康密切相关的营养素，摄入不够可引起营养不良，影响儿童青少年生长发育和健康，摄入过量则可导致肥胖和慢性病的发生。除了必须标注的五项外，食品生产企业也可以按标准要求的顺序及格式标注胆固醇、膳食纤维、维生素A、维生素C、钙、铁等其他营养成分。营养成分表中营养成分含量值是按照每100克（毫升）食物给出的，如果生产企业是按每份食物给出，还要注意每份食物的重量，这样才能准确了解所标注营养成分的含量。NRV%是营养成分表中非常重要的部分，它像一把尺子，衡量出标示重量食品中所含的营养成分占该营养素每日应该摄入量的百分比。

举个例子：1罐牛奶，净含量为300毫升，营养成分表标注其蛋白质含量为3.0克/100毫升，NRV%为5%。意思是如果喝了100毫升的奶，能获取3克蛋白质，这3克蛋白质占我们每天应该摄入量的5%。如果1罐300毫升全喝了，则获取了9克蛋白质，占每天应摄入量的15%，剩下的85%蛋白质则要靠吃其他食品获得。可见，营养成分表能够帮助我们清楚地了解食品中所含营养成分的数值以及食用后满足我们每天需要量的程度。

通过营养成分表，我们可以选择更适合自己的食品。比如，对于高血压患者，我们应该选择同类食品中钠含量更低的；对于超重肥胖的人，选择食品时要着重看看能量、脂肪的含量；处于生长发育期的儿童，可以多选择蛋白质含量丰富的食品。通过营养成分表，我们还可以发现食品中隐藏的盐和糖，比如酸甜可口的话梅，你能想到它的含盐量不低吗？而碳酸饮料的含糖量则会让你大吃一惊。此外，结合食品配料表，我们可以更清晰地区分不同种类的食品。经常有人分不清乳酸菌饮料与酸奶，这时候我们可以首先看食品配料表，如果排在第一位的是水，无论后面添加的成分多花哨，都可以确定是乳酸菌饮料，而真正的酸奶，配料表里排第一的一定是奶。然后我们再看营养成分表，会发现乳酸菌饮料的蛋白质含量在0.7g/100g，而酸奶的蛋白质含量则在2.3g/100g以上。

有了食品营养标签，我们的购买不再盲目，借助这双慧眼，食品的选择更加合理。让我们都会读会用食品营养标签，平衡膳食，促进健康。

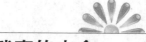

我家的主食——卡通豆包

北京市疾病预防控制中心　沙怡梅

"二十八，把面发；二十九，蒸馒头；三十晚上熬一宿！"轻快的童谣回响在耳边，快过年了。回想我们的童年，伴着氤氲的水汽，看着姥姥用灵巧的手，从蒸锅中取出各种花样的面兔子、小刺猬、枣馒头……童年岁月中，浓浓的年味。

现在孩子们放假了，很多父母都犯愁每天吃什么！今天就谈谈过年的主食吧。主食也要多样化，不能总是米饭、馒头，孩子们会没有食欲的。中国居民平衡膳食宝塔的底座是我们摄入最多的一种食物——谷薯类，也就是主食。除了细粮大米和白面，还有什么呢？玉米、小米、红豆、绿豆、马铃薯、山药等，也就是

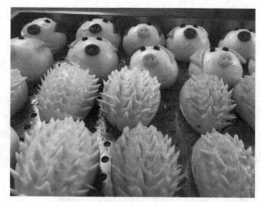

图3-1　卡通豆包

所谓的五谷杂粮。两千年前，子曰，"食不厌精，脍不厌细"，现在营养学家告诉我们，"五谷杂粮，细中有粗"。

主食要粗细搭配。细粮口感好，容易消化，占主食的2/3；粗粮富含B族

维生素、矿物质、膳食纤维等，占主食的1/3。适当吃些五谷杂粮，有利于减少高血脂、便秘、糖尿病等"富贵病"的发生。

粗粮不利于消化和营养吸收，吃太多还会造成胃部不适，要适量摄入，作为细粮的补充最为适宜，也就是细中有粗，每天50～150克就好。吃些薯类和粗杂粮已成为现在健康饮食的重要标志。

卡通豆包（图3-1）——一个主食小豆包，含有至少三种食材。

（1）紫薯（图3-2）和南瓜（图3-3）蒸熟，去皮，打浆制成浆液。

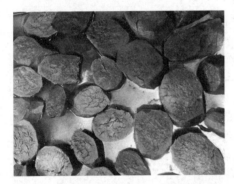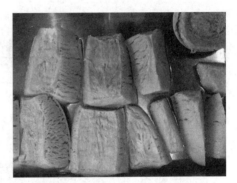

图3-2　紫薯　　　　　　　　　　　　　　图3-3　南瓜

（2）用浆液与面粉酵母粉一起和成面团，醒发20分钟。

（3）制成面饼，包上豆沙馅，做成一头略尖的形状。

（4）剪成小刺猬的形状（这一步孩子们自己做比较好）。

（5）用芝麻或红豆做眼睛（点睛之笔）。

（6）再次醒发20分钟，上锅蒸20分钟，就出锅了（图3-4）！

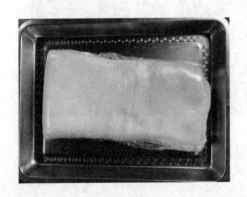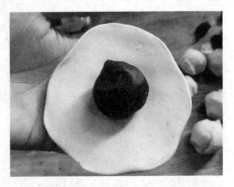

（a）　　　　　　　　　　　　　　　　（b）

图3-4　卡通豆包制作过程

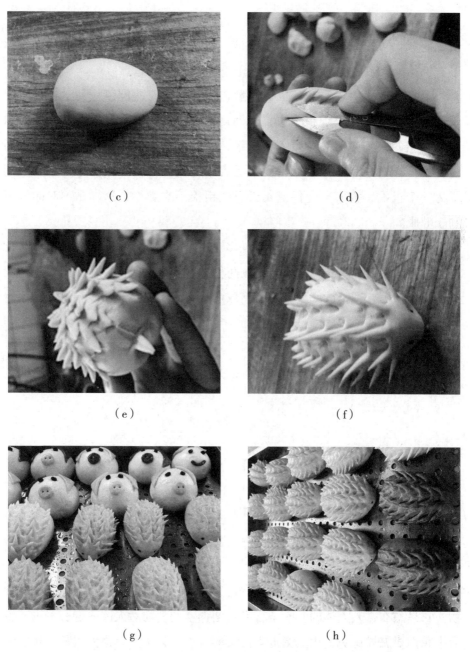

（c）　　　　　　　　　　（d）

（e）　　　　　　　　　　（f）

（g）　　　　　　　　　　（h）

图3-4　卡通豆包制作过程

咱们这个卡通豆包包括有紫薯、南瓜、面粉、红豆馅，比例是一份紫薯或南瓜，两份面粉一起和面。营养丰富食材多样，如果不爱吃粗粮薯类的小朋友，我们可以做些卡通豆包试一试，让孩子爱上食物，让中华美食传承下去。

温馨提示：杂粮虽好，也要适量，每天一到三两即可。科学饮食要粗粮细粮相互搭配，以细粮为主，辅助食用一些粗粮作补充。尤其是平时以肉食为主的人，突然大量摄入粗杂粮，会引起肠道的不适反应，要循序渐进，不可操之过急。消瘦及胃肠不适者不建议多吃粗杂粮。千万不要走到了另一个极端，为了养生保健每天只吃粗粮不吃细粮，这样是不对的，不利于健康。

总之，主食要多样，粗杂粮好处多：可增加B族维生素、矿物质和膳食纤维的摄入，有利于减少高血脂，预防便秘、糖尿病等的发生。杂粮比精制碳水化合物更有利于减肥，且对于糖尿病患者来讲，粗杂粮比精制米面更有利于血糖平稳。

每天吃粗杂粮50~150克。

让我们为了孩子们喜欢上食物，热爱生活，亲自带着孩子动手试一试吧！

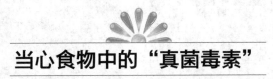

当心食物中的"真菌毒素"

北京市疾病预防控制中心　赵　榕

您知道真菌毒素是什么吗？它对人健康有什么危害？它会污染什么食物？它是怎么进入人体的？吃了含有真菌毒素的食物对人体一定有害吗？生活中我们要怎样避免食用真菌毒素污染的食物？为了回答这些问题，我们就来谈谈食物中"真菌毒素"那些事。

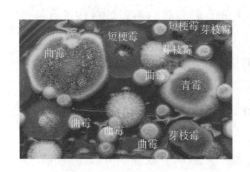
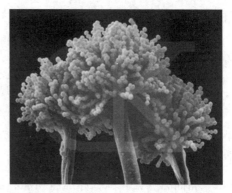

短梗霉 短梗霉 芽枝霉
曲霉 芽枝霉
曲霉 青霉
曲霉 曲霉 芽枝霉

图3-5 霉菌

一、真菌毒素是什么

温暖潮湿的季节，食物容易发霉，罪魁祸首是"霉菌"（图3-5）。当霉菌带有产毒基因且环境条件适宜的时候，便会产生"真菌毒素"。霉菌是真菌的一种，霉菌产生的毒素被称为真菌毒素。

"黄曲霉毒素"大家一定不陌生，它是真菌毒素的一种，也是毒性最强的一种，其中的黄曲霉毒素B_1的毒性是氰化钾的10倍、三氧化二砷（砒霜）的68倍。

目前已知的真菌毒素有400多种，几乎可以污染所有的农作物！真菌毒素引发的食品安全事件就发生在我们身边！1960年在英格兰一家农场，10万只火鸡吃了巴西进口的霉变花生粉，相继在几个月内死亡，引起了一场营养学界的"大地震"。很多科学家将研究的目光盯住了霉变物质，终于在霉变饲料中分离出一种耐热的黄曲霉素。大量的实验资料确认，黄曲霉素B_1、G_1、M_1等都是较强的动物致肝癌物质。1985~1992年，我国南方某省份发生由赤霉病麦、发霉玉米导致的人畜中毒，是脱氧雪腐镰刀菌烯醇惹的祸。1953年日本的奶牛中毒事件，是展青霉素惹的祸。

二、真菌毒素对人健康有什么危害，会污染什么食物

这里给大家选择了六种在我国可能对公众健康构成较大风险的真菌毒素，以及我国居民消费量较大的、易被污染的食物。

黄曲霉毒素有B_1、B_2、G_1、G_2、M_1和M_2几型。长期食用含有黄曲霉毒素

的食品会引起慢性中毒、肝癌。容易被黄曲霉毒素B1污染的食物有花生、大豆、玉米以及其制品。黄曲霉毒素M1是黄曲霉毒素B1在动物体内的代谢产物，主要污染的食物为奶及奶制品。

脱氧学腐镰刀菌烯醇会损害人的消化系统和神经系统，可能污染的食品有玉米、小麦、大麦。

展青霉素是一种神经毒素，具有致畸、致突变和致癌的性质，可能污染的食品有腐烂的苹果和山楂。

赭曲霉毒素A具有肾毒性和神经毒性，可致畸、致癌，可能污染的食物除粮食外，还有咖啡豆。

玉米赤霉烯酮的毒性主要作用于生殖系统和中枢神经系统，可能污染的食物有小麦和玉米。

三、真菌毒素是怎么进入人体的

1.直接途径　食用了被真菌毒素污染的粮食、水果、果汁等食品。

2.间接途径　用真菌毒素污染的饲料喂养动物，通过食物链，最终对人体健康产生危害。例如，赭曲霉毒素可以在动物体内蓄积；黄曲霉毒素B1在奶牛体内代谢成黄曲霉毒素M1，污染牛奶，进而间接影响人类健康。

四、吃了含有真菌毒素的食物对人体一定有害吗

说到危害就一定要谈剂量，也就是我们常说的含量、多少……我国的强制性基础标准《食品安全国家标准 食品中真菌毒素限量》（GB 2761）规定了人们常吃的食物中，对人体危害较大的真菌毒素（黄曲霉毒素B1、黄曲霉毒素M1、脱氧雪腐镰刀菌烯醇、展青霉素、赭曲霉毒素A及玉米赤霉烯酮）的限量值。同时严格要求食品生产和加工者要采取控制措施，使食品中真菌毒素的含量达到最低水平。

也就是说，如果您吃的食物中含有真菌毒素，但含量低于国家标准规定的限量值时，您是安全的！

五、生活中怎样避免食用真菌毒素污染的食品

真菌毒素往往渗入食物内部，看不见、摸不着、又普遍耐高温，煎、炒、烹、炸无法去除。因此，防止真菌毒素危害，首先要防止食物的霉变！

（1）在正规的食品市场购买新鲜、保质期内的食品，避免购买长时间存储的食物。

（2）食物贮存使用抽真空或充氮气等方法，因为霉菌是喜好氧气的微生物，在缺氧条件下几乎不能生长。

（3）尽量购买小包装的食物。

（4）食物贮存时要注意通风，因为霉菌喜欢温暖、潮湿的环境，通风可以使食物干燥，降低食物的温度，抑制霉菌的生长和产毒素。

请大家一定要记住以上四点，吃出安全，吃出健康！

新学期孩子们的疾呼：我要我的健康体重

北京市疾病预防控制中心　赵　耀

一、我要我的健康体重——学龄儿童超重肥胖如何判断

家长是孩子体重的第一责任人，您可能知道您家孩子的体重，但是您会判断孩子的体重是否在健康标准范围吗？下面给各位家长介绍一下当前国内外最常用的体质指数。

学龄儿童正处于生长发育的关键时期，适宜的身高和体重增长是营养均衡的体现。采用分性别和年龄的身高和体质指数来判断学龄儿童的营养状况。下面是体质指数的计算方法：体质指数（BMI），即体质指数=体重（kg）/身高^2（m^2），可以将算出的BMI值通过表3–1来比对，可以判断体重是否超重或肥胖。

表3-1　6~18岁学龄儿童青少年性别年龄别BMI筛查超重与肥胖分类标准

单位（kg/m²）

年龄（岁）	男生		女生	
	超重	肥胖	超重	肥胖
6.0~	16.4	17.7	16.2	17.5
6.5~	16.7	18.1	16.5	18.0
7.0~	17.0	18.7	16.8	18.5
7.5~	17.4	19.2	17.2	19.0
8.0~	17.8	19.7	17.6	19.4
8.5~	18.1	20.3	18.1	19.9
9.0~	18.5	20.8	18.5	20.4
9.5~	18.9	21.4	19.0	21.0
10.0~	19.2	21.9	19.5	21.5
10.5~	19.6	22.5	20.0	22.1
11.0~	19.9	23.0	20.5	22.7
11.5~	20.3	23.6	21.1	23.3
12.0~	20.7	24.1	21.5	23.9
12.5~	21.0	24.7	21.9	24.5
13.0~	21.4	25.2	22.2	25.0
13.5~	21.9	25.7	22.6	25.6
14.0~	22.3	26.1	22.8	25.9
14.5~	22.6	26.4	23.0	26.3
15.0~	22.9	26.6	23.2	26.6
15.5~	23.1	26.9	23.4	26.9
16.0~	23.3	27.1	23.6	27.1
16.5~	23.5	27.4	23.7	27.4
17.0~	23.7	27.6	23.8	27.6
17.5~	23.8	27.8	23.9	27.8
18.0~	24.0	28.0	24.0	28.0

注：引自《学龄儿童青少年超重与肥胖筛查》（WS/T 586-2018）

二、超重肥胖对健康的危害多，家长们要擦亮您的慧眼，过目不忘

1.对心血管系统的影响　肥胖可导致儿童血黏度增高；血总胆固醇、低

密度脂蛋白胆固醇和载脂蛋白等的浓度显著增加；左室射血时间和心搏出量高于正常体重儿童；血压明显增高，2010年全国体质与健康调研数据显示，男女肥胖儿童发生血压偏高的风险分别为正常体重儿童的4.1倍和4.0倍；部分儿童出现心电图ST段抬高和室性早期前收缩，左心功能不全和动脉顺应性改变。提示肥胖儿童具有心血管疾病的潜在危险（图3-6）。

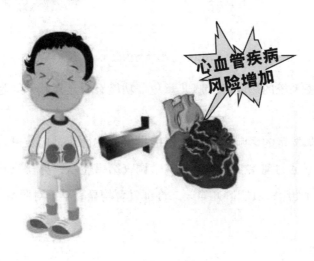

图3-6　肥胖与心血管疾病

2.**对呼吸系统的影响**　肥胖儿童的肺活量和每分钟通气量明显低于正常儿童，说明肥胖症能导致混合型肺功能障碍。极量运动时肥胖儿童的最大耐受时间、最大摄氧量及代谢当量明显低于正常儿童。

3.**对内分泌系统的影响**　肥胖与人体内分泌改变有关。肥胖儿童的生长激素和泌乳素大都处于正常的低值；三碘甲状腺原氨酸升高，四碘甲状腺原氨酸大都正常；在性激素方面，肥胖男孩血清睾酮降低、血清雌二醇增加，肥胖女孩雌激素代谢亢进，可发生高雌激素血症。胰岛素增多是肥胖儿童发病机制中的重要因素，肥胖儿童往往有糖代谢障碍，肥胖程度越严重，越容易发生糖尿病（图3-7）。

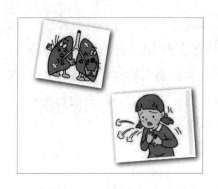

图3-7　肥胖与内分泌

4.对免疫系统的影响　肥胖儿童免疫功能有明显紊乱，细胞免疫功能低下最为突出。

5.对生长发育的影响　肥胖儿童能量摄入往往超过标准摄入量，但常有钙和锌摄入不足的现象。人群流行病学调查结果显示，男女肥胖组儿童骨龄均值皆大于对照组；女肥胖儿童第二性征发育均显著早于对照组（图3-8）。

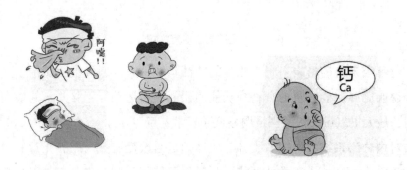

图3-8　肥胖与生长发育

肥胖不仅影响儿童骨骼结构，更会使肥胖儿童下腰部等发生应力性改变而引发疼痛，同时增加肥胖儿童运动时的风险。肥胖儿童由于肌力水平无法满足其运动需要，也会影响其运动能力水平，造成肥胖儿童的体力活动水平较正常儿童强度和频率均低，降低体力活动水平。因此，肥胖儿童体力活动减少又进而增加体重，进入恶性循环（图3-9）。

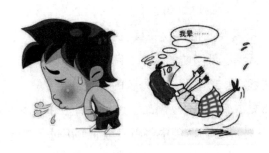

图3-9　肥胖与体能

6.对儿童智力、心理行为的不良影响　有人对肥胖儿童进行韦氏儿童智力量表和行为评定量表的综合测试,发现肥胖儿童行为商数明显低于对照组;肥胖儿童的自我意识受损、自我评价低、不合群、更容易焦虑,幸福和满足感差;肥胖儿童反应速度、阅读量、大脑工作能力指数等指标的均值低于对照组(图3-10)。

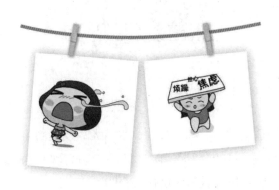

图3-10　肥胖与心理

7.更易延续至成年期,增加成年慢性病的风险　2009年-2015年,加拿大、芬兰、立陶宛、中国、印度的5篇随访时间长达22~35年的队列研究显示,约有83%的学龄儿童超重者持续至成年期;学龄儿童高BMI与成年期代谢综合征、糖尿病的发病风险正相关,并增加成年期内全因性死亡风险。

三、合理膳食建议

超重肥胖儿童需要严格控制一日三餐，定时定量，不吃零食和夜宵，偶尔吃零食也应以低糖、低脂肪的水果、蔬菜为主。

我的健康餐盘3∶2∶1——把每餐的餐量分成6份，其中，谷薯类应占3份，蔬菜及菌藻类占2份，大豆制品、鱼、禽、蛋和瘦肉占1份（图3-11）。

建议1：每天吃早餐，避免中午因饥饿而食用过多食物。

建议2：用小号餐具进餐，每餐细嚼慢咽，减慢吃饭速度，每餐七八分饱。

建议3：每天至少有一餐以全谷物为主食，如午餐或晚餐为粗杂粮。

建议4：每天都吃深色绿叶菜，中餐、晚餐分别至少有2种蔬菜。

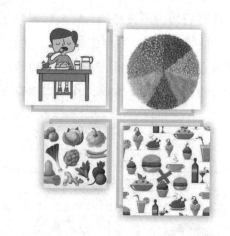

图3-11　健康餐盘

建议5：给予适量的鱼、虾、瘦肉、蛋、大豆及豆制品。建议增加大豆类食品的摄入，可增加到100克/天，同时相应减少畜禽肉类的摄入。

建议6：以低脂牛奶或脱脂牛奶代替全脂牛奶。

建议7：少吃油脂或糖分高的食物，如糖果、甜点、巧克力、冰激凌、肥肉、黄油、油炸食品、汉堡包、膨化食品等。

建议8：饮用白开水，不喝或少喝碳酸饮料、风味饮料等含糖量高的饮料。

四、养成健康行为习惯

家长们需要督导孩子们养成健康的行为，健康行为习惯受益终身。

（1）养成每日晨起称体重的习惯，每周进行一次体重评价（图3-12）。

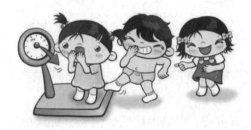

图3-12　体重评价

（2）购买食物时要看营养标签，尤其看能量项目。

（3）减少静坐时间，以动制静，鼓励以步行代替私家车、以家务代替看电视等，每天的视频时间（看电视、玩电子游戏、使用电脑等）不超过1小时，且越少越好。

（4）充分利用体育课、课间活动时间，鼓励多种多样的身体活动，增加运动强度和时间。每天应累积超过60分钟中等强度以上的身体活动。每周至少做3~5次，每次至少30分钟的中等强度运动，如快走、慢跑、游泳、跳绳、球类运动（图3-13）。

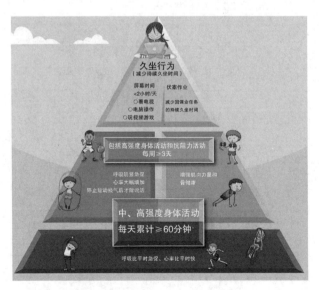

图3-13　儿童青少年身体活动指南

五、家长注意事项

体现对孩子真爱的时刻到啦！家长是孩子健康体重的第一责任人，一些事项需要特别注意！

（1）避免出现"妈妈觉得你饿""爷爷、奶奶们觉得你饿"的现象，让孩子过量进食。

（2）采用健康烹调方式，尽量少用油炸、煎的烹调方式。

（3）不能一味迁就孩子的口味，尽量避免孩子食用过多高脂肪、高糖的食物。

（4）可以先盛少量食物，更不要强迫孩子把碗里的饭菜吃光。

（5）不要盲目跟着广告为孩子挑选食品，更不要盲目选择减肥产品。

（6）家长们需要从自身做起，平衡膳食、积极运动，做孩子的好朋友，关注孩子的身高与体重等生长发育与健康状况。（图3-14）

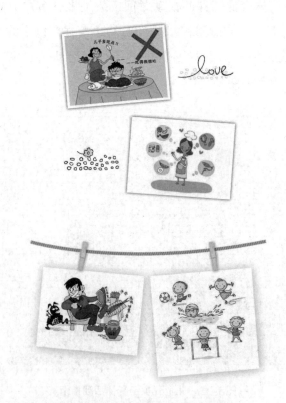

图3-14　家长与肥胖儿童的关系

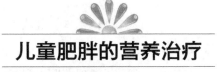

儿童肥胖的营养治疗

北京清华长庚医院　杨勤兵

随着我国经济水平的发展和生活方式的改变，食物获取更加便捷、精细，人们的饮食结构已经明显改变，而体力劳动却逐渐减少，导致包括肥胖在内的慢性病的发病率逐年上升。据统计，我国肥胖总人数已经处于世界第一！其中，儿童肥胖的形势也非常严峻，一项大型调查显示，2014 年中国 7~18 岁男生、女生的超重肥胖检出率分别为 24.2%、14.6%，已经高于周边的日本、韩国，也大大高于发展中国家的平均水平，出现"未富先胖"的局面。

肥胖是多因素引起的，因能量摄入超过能量消耗，导致体内脂肪积聚过多，达到危害健康程度的一种慢性代谢性疾病。儿童肥胖既是一种独立疾病，也是儿童高血压、高脂血症、2 型糖尿病、脂肪肝及代谢综合征等诸多疾病的重要危险因素，并增加成年期慢性疾病的患病风险。儿童肥胖的常用判定标准见表 3-1，有时候也可以根据腰围、体脂率或者标准体重来判定。WHO 曾向全世界发出警告："肥胖病将成为全球首要的健康问题"，儿童肥胖需积极干预，及早治疗。

儿童肥胖应首先通过饮食、运动和认知-行为干预等来纠正，一般不推荐减重药物、手术治疗。其实，最关键的还是饮食，儿童肥胖的饮食治疗方案通常是限能量平衡饮食，能量摄入满足代谢和生长发育的需求即可，可根据年龄或身高体重初步推算，再根据饮食干预反馈的结果进行调整。由于儿童饮食具有一定的被动性和模仿性，跟家庭的饮食习惯密切相关。比如父母爱喝可乐，那孩子也会经常喝可乐；父母爱买冰激凌，那孩子就会经常吃冰淇淋。因此，纠正不良饮食习惯，需要父母做好榜样。儿童处于生长发育的关键期，所需要的营养素比较多，青春期更是人生中营养摄入最多的阶段，但主要是蛋白质、矿物质、维生素和适量的热量，而不是高糖高脂食物（可乐、炸鸡）。另外需要注意的是，儿童的饮食习惯处于塑造期，也就是说很多不好的饮食习惯是这个时候形成的，同样，健康的饮食习惯也是可以塑造的，须强化认知，引导良好生活习惯。

儿童肥胖的饮食干预需要长期规范化管理，建议在医师或营养师指导下进行，坚持称体重是控制体重的第一步。每天晨起，空腹、如厕、穿轻便内衣、赤足，称体重并做好记录。在饮食干预期间，还要家长记录患者的每日饮食，连续记录3~4天饮食情况，含一个休息日，含全部经口摄入的食物，且具有代表性，再由专业人士进行评估和调整。

那么，健康的儿童饮食应该是什么样的呢？推荐的饮食原则：①平衡饮食，不可挑食，有主食有菜有肉，每天食物达到15种；②每天喝奶300~400毫升，足量饮水，白开水为主，正确选择零食（新鲜食物）；③食物应烹调合理，易于消化，少调料，少油炸，要养成长期口味清淡的习惯；④认识食物，学习烹饪，可经常参与食物制作，强化对食物的认知，分清好坏，学会搭配；⑤严格禁酒，不吃夜宵。三顿正餐要吃好，不能有一顿没一顿，零食不可替代正餐，规律饮食才能控制体重。

运动是治疗肥胖必不可少的一个环节，现在手机和游戏的流行导致儿童的户外活动大大减少，这绝不是一个好现象。每天都要保持足够的活动，以户外活动为主，每天30分钟以上，以跑步、篮球、足球、羽毛球、乒乓球、游泳等为主；可以搭配一些抗阻力运动，比如仰卧起坐、拉伸、举重等，每次10分钟以上。当然也要注意运动损伤，强度大的运动需要做好准备活动。

综上，儿童正处于生长发育阶段，许多在成年期治疗肥胖的方法（禁食、饥饿、药物、手术等）不能简单地用于儿童。儿童肥胖的治疗应以饮食和运动为基础，帮助儿童少年建立健康行为和生活方式，保证生长发育所必需的能量和营养素，纠正儿童和家长不健康的饮食行为，开展经常、持久、适合年龄特点的运动项目。

五、运动健康

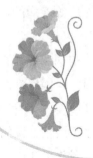

碎片式微运动

北京小汤山医院　牛国卫

人类对健康的追求，是唯一没有时间与疆界藩篱的共同理想；人类数千年的努力与奋斗，唯一无法征服和打败的，大概也就是健康了。健康是永恒的话题，追求健康是每个人的最基本的权利。健康是每天生活的资源并非生活的目的（首届世界健康促进大会渥太华宣言，1986年）。

我国从二十世纪八十年代改革开放以来，随着科学技术的进步，物质生活极大地丰富，社会进入快速发展阶段，人民生活水平逐日提高，生活方式发生很大的变化，40多年前的父母担心孩子没饭吃，40年后的父母担心孩子不吃饭。40年前我们吃不上糖！40年后我们开始尿糖！也正是我们的健康理念与物质生活进步的"剪刀差"，导致21世纪我们面临着高血压、高血脂、冠心病、脑血管病、糖尿病、癌症、艾滋病等疾病的挑战，毋宁说是面临着不良生活方式和行为的挑战。

原国家卫生部部长陈竺说，30年来，中国癌症死亡率增加了80%，癌症已成为中国城市和农村居民的第一位死因。我国癌症发生率正处于快速上升期，每年癌症发病者数约260万，死亡180万人。现实生活中我们吃的"好"（能量高），动的少，将人类的动物属性逐渐淡化，我们正处于"肌荒"的时代，肢体活动越来越少，交通工具的发达弱化了我们的下肢，家电的普及弱化了我们的上肢，现代办公方式弱化了我们的身体。运动过少已影响我们的健康！人正在变成一种在正常体位会感到累的稀有动物！我们的身体活动是50年前人的一半。50年后人的身体活动是我们的一半。不运动的结果：肥胖！

英国一家公司调查发现，职场人们通常每天有14个小时零28分钟是在坐着的。这就相当于我们一生中有大约36年的时间在坐着。WHO行为危险因素研究也表明，久坐是导致死亡和残疾的十大原因之一，全球每年有接近200万人的死亡与久坐的生活方式有关。当我们不得不长时间坐在办公桌前工作的时候，不知不觉之间便已坐在了危机边缘。

职场人士不得不久坐，那么，怎样坐才是健康的，怎样坐才能消除隐患、远离风险？

首先，我们要了解我们身体的肌肉情况，肌肉锻炼对我们非常重要。男性和女性都要关注肌肉锻炼，肌肉锻炼对男性和女性的意义是一样的。中国字"男"是上田下力，男人生来是在地里干活的，男人生来就要肌肉发达，有攻击力，体现雄性的特征。常言道"好男一身肉，好女一身膘"，女性胖一点为好，千万不能太瘦。现如今，由于人类科学的进步改变我们以往几千年来的生活模式，今天我们是"好男一身膘，好女一身骨"，这是非常危险的。男性应该是满身的肌肉才对，可现在是满身的肥肉加肥油。女性由于受社会对女性美的价值取向"以瘦为美，骨感为佳"的影响，全身"光有骨头，没有肉"。

办公一族，由于长时间地面对电脑或伏案工作，缺乏运动，往往会引发一些颈、肩、腰、腿等部位一系列健康问题。其实，每天在办公室里悄无声息地做一些"微运动"又称"小动作"，就可以很快地消除疲劳，长期坚持的话，不仅可以预防一些颈、肩、腰、腿部疾病，而且还能提高单位时间内能量的消耗，塑造健美的体型。我们在办公室工作时的活动能量消耗是1.8千卡／分钟，通过碎片式微运动每分钟提高0.1千卡的消耗，每天12小时工作或生活，一年则可以减3.41千克脂肪。这套操利用肌肉的动力性练习和静力性练习，主要是慢肌纤维参加工作，由于慢肌纤维周围毛细血管较为丰富，氧化脂肪的能力较强，收缩时能消耗较多的脂肪，使人体肌肉得到锻炼。更多的思想火花源于"庖丁解牛"，即将人体肌肉一块一块分开锻炼。练习者在办公桌后边工作边健身或在公交地铁上边赶路边健身。将传统的有形运动变为无形的锻炼，利用一切"碎片"时间，见缝插针，忙里偷闲健身，所有的小动作都是有益的，因为没有身体姿态的改变所以不会引人注意，具有"隐身"的特点。从而达到工作、生活与健身互不耽误的效果。虽然动作微小，但是可以感受到肌肉被锻炼的真实感觉。也可以根据自己身体条件和喜好编一套"小动作"，利用"碎片式"的时间常锻炼。与其不知在哪一天就会遭受病痛之苦，不如从现在开始每天为自己的健康存点"私房钱"，让自己的身体"悄悄"动起来。运动是人类离不开的一种生活方式，常言说，"钱可以借"，但健康却借不到，健康具有唯一性和专属性。

行动起来——微运动，让办公室成为健身房，办公椅就是健身器，让"工作运动化，运动生活化"成为一种习惯！播下一种意识，收获一个行动；播下一个行动，收获一种习惯；播下一种习惯，收获一个健康。

理念：健身时间=24小时-睡眠时间

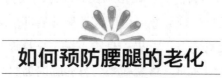

如何预防腰腿的老化

北京大学第三医院　刘晓光

随着年龄的增长，人体必然会出现衰老的情况，腰、腿的老化是骨关节老化的"信号灯"，出现骨质疏松、腰椎退行性变和膝关节骨关节炎等疾病，表现为腰背部、腿部的疼痛，行走困难，严重的老化甚至引发骨质疏松性骨折，大大降低生活质量。尽早采取预防老化的措施，"防患于未然"，是防治疾病、提高生活质量的关键。

骨质疏松症的预防——"厚积薄发"

人体一般在30~35岁达到一生中所能获得的最高骨量，称为峰值骨量，而后骨量随着年龄的增加而逐渐丢失。因此，预防骨质疏松要在年轻时就开始，"厚积薄发"，力争提高峰值骨量，增加骨储备。

1.调整生活方式　已有研究明确证实，吸烟和饮酒这两个生活习惯均会导致骨质疏松，增加骨折的风险，因此，应避免吸烟，减少饮酒。

2.增加营养　特别应该重视蛋白质、维生素D和钙的补充，可以多摄入牛奶、肉类、新鲜蔬菜等。我国营养学会推荐每日钙摄入量为800mg，是获得理想峰值骨量、维护骨骼健康的适宜剂量。绝经后女性和老年人推荐的钙摄入量为1000mg，目前的营养学调查显示我国老年人从膳食中获取的钙量约为400mg，因此，老年人可以适当选用钙剂补充元素钙的摄入，目前市售的钙剂多已复合了维生素D，对钙的吸收更为有利。

3.增加运动　是保证骨骼健康的重要措施，儿童时期的运动可以增加骨量，成年期的运动主要是获得并保存骨量，老年人运动则可以减缓骨量的丢失。运动的总体原则是对抗阻力的负荷运动，具体的运动方式及运动量应根据身体的生理状态选择，以免发生意外，快步行走、慢跑、跳绳、跳舞、有氧操等都是值得推荐的有氧训练。

腰椎退行性变的预防——"劳逸结合"

腰椎退行性变的重要原因是腰椎间盘的老化。由于腰椎承受较大的压力，再加上人们工作和生活方式的巨大变化，长时间保持坐位的情况越来越多，导致腰椎间盘在20岁甚至更早的时候就开始发生老化。因此，腰椎老化预防的关键是"劳逸结合"，减少腰椎的压力，提高腰椎稳定性。

1.调整坐姿、站姿、睡姿 长期弯腰会使腰部肌肉疲劳，增加椎间盘的压力，是造成腰痛和腰椎老化的因素之一，因此，保持良好的站姿和坐姿对预防腰椎老化具有积极作用。尽量做到"站如松，坐如钟"以减少弯腰，同时注意定时改变姿势，做挺胸、伸腰动作，减轻腰肌的疲劳。睡眠不应使用软床，否则睡眠时腰部仍然处于弯曲状态，不利于减轻腰肌的疲劳。

2.加强腰背肌肉的锻炼 腰背肌是背部脊椎两旁的强大肌肉，其力量的增强能够增加腰椎的稳定性，延缓腰椎老化。腰背肌的锻炼可以采取游泳或者床上"小燕飞"锻炼来完成。游泳可以采取蛙泳的方式；"小燕飞"锻炼则是趴在床上，头和脚使劲往上抬，到最高点时保持3～5秒，缓慢放松躺平，再重复同样动作。锻炼可以循序渐进，每天做2～3组，每组20～30次为宜。

膝关节骨关节炎的预防——"轻松上阵"

"人老腿先老"，腿老的最常见表现是膝关节骨关节炎，其发生的主要原因是关节长期的负重和磨损，导致骨质增生和"骨刺"形成，引起膝关节疼痛。早期症状可能比较轻微，只是上楼时或者受凉后出现疼痛；随着关节磨损的加重，疼痛会逐渐加重，严重者出现"罗圈腿"畸形，严重影响日常生活。预防或延缓膝关节的老化应该从减轻关节负重和减少磨损入手，使关节能够"轻松上阵"。

（1）适当控制体重，减轻对膝关节的压力。

（2）尽量少做下蹲和上楼梯的动作。

（3）增加膝关节周围肌肉的锻炼，可以在不负重的情况下伸直并紧绷大腿，这样的锻炼可以增加膝关节的稳定性；还可以进行有氧锻炼，如游泳、骑自行车等。

总的来说，虽然老化是一种不可逆转的自然现象，但是只要增强信心，通过调节饮食和生活习惯、坚持科学合理的锻炼，可以预防和延缓老化的发生和发展，让生活更有质量，更加美满。

我的"肩周炎"为什么越锻炼越严重

北京中医药大学东方医院　付国兵

肩周炎是推拿科门诊的常见病。在治疗时，我们经常会对患者说，这个病在练不在治。意思是说，肩周炎的自我功能锻炼比医生的治疗更利于患者疾病的恢复。有的患者跟我们说：大夫，我以前得过肩周炎，去公园找结实的树杈，两只手"打提溜"（人悬空挂起而晃动），练几个月就好了。当然也会遇到患者问：我也锻炼了，结果越练越差，最近彻底抬不起来了，这是为什么？

这是一个常见的误区，很多老百姓都认为，肩部疼痛，活动不利就是肩周炎。然而事实上，临床中有很多肩关节损伤跟肩周炎相差甚远，比如，肩袖损伤、盂唇损伤等疾病，你越锻炼，也许就会越严重。

今天就跟大家聊聊肩周炎该不该锻炼的问题。

一、可以锻炼好的狭义肩周炎——"冻结肩"

冻结肩的症状为当气候变化或劳累后疼痛加重，而且昼轻夜重，多数患者常诉说后半夜痛醒，不能成寐，尤其不能向患侧侧卧。肩关节向各个方向的活动均可受限，尤其以外展、上举、内外旋更为明显，特别是梳头、穿衣、洗脸、叉腰等动作均难以完成。这种情况我们推荐的口诀是"推拿配上理疗，肩周炎要做操"。

二、不能锻炼好的广义肩周炎之——肩袖损伤

肩袖损伤是肩关节最常见的软组织损伤。肩袖一旦损伤，就需要制动，严禁锻炼了。因为肩袖有一定张力，如果肩袖损伤导致一个小裂口，由于持续的张力，这个小裂口很难自愈。在这种情况下，如果仍然坚持肩关节的拉伸锻炼，势必导致撕裂口越来越大，最终会导致巨大或难修复性肩袖撕裂。

三、鉴别的小诀窍

（1）如果肩关节主动、被动活动均出现障碍（意思是不但自己抬不起来，在别人的帮助下也抬不起来），那可能是冻结肩。

（2）如果主动活动障碍，被动活动基本正常（意思是自己抬不起来，在别人的帮助下可以抬起来），那可能就是肩袖损伤。当然，也有肩袖损伤合并冻结肩的情况。肩关节疾病也远远不止这两种，所以这个诀窍也不是绝对的。

小 贴 士

（1）对于非冻结肩的患者，建议到医院通过医生的查体、MRI等检查来确诊。

（2）肩关节疼痛或者功能受限，超过1个月没有好转，或者反而加重，应及时到医院检查。

老年人锻炼应该注意哪些问题

北京小汤山医院　胡　坤

由于退休后时间充裕，老年人运动锻炼的身影布满了大街小巷。但是，随着年龄增加，老年人身体各方面功能经历着退行性变化，如心肺功能降低、

运动器官衰退、消化功能减退、反应缓慢、协调性减低等，运动最大的益处就是可以延缓这一变化的进程。但是，进入老年阶段后，由于不同个体衰老的进程快慢不一，患病情况各不相同，运动能力也高低不同。因此，老年人运动健身要根据自身条件量力而行，运动强度和时间的增加要循序渐进，不要急于求成。老年人是发生运动伤害的高危人群，应采取相应防护措施最大程度降低危险的发生，因此，在锻炼过程中要注意以下问题。

（1）锻炼前做一个全面体格检查，通过检查了解自己健康状况。许多案例说明，许多老年人锻炼时发生心血管意外的事件是在患者旧有病变的基础上引起的。不但要了解心血管系统功能，而且要了解呼吸系统及肌肉、骨骼运动系统的功能。

（2）参加运动期间，也应定期做医学检查和随访。在患有慢性病且病情不稳定的情况下，应与医生一起制定运动处方。

（3）老年人应学会掌握运动过度的症状。如运动中发现有胸痛、胸闷、头晕、恶心，甚至呼吸困难等症状时，应立即停止运动。运动中，体位不宜变换太快，以免发生体位性低血压。

（4）锻炼期间要遵循正常的生活制度，如保证充足的睡眠。夏季最好在早晨或傍晚锻炼，以避免中暑等。注意运动后勿大量饮水、洗热水澡；饭后至少间隔1小时进行锻炼等。

（5）患有骨质疏松症和下肢骨关节病的老年人，不宜进行高冲击性的活动，如跳绳、跳高和跑步等。另外，爬山虽然不是太激烈的运动，但是上下山会加重关节负荷，导致关节疼痛和肿胀，损伤关节功能。即使是身体健康的老年人，也不提倡将爬山、爬楼梯作为运动锻炼的方法。

（6）对体质较弱和适应能力较差的老年人，应慎重调整运动计划，延长准备和整理活动的时间。

（7）老年人在服用某些药物时，应注意药物对运动反应的影响。如美托洛尔和阿替洛尔等，会抑制运动中心率的增加。

通过以上提示，希望老年人在运动健身过程中多加注意，运动固然有利于身体健康，但是更要注意自身安全，不然不仅起不到健身作用，还会造成身体的损伤。希望老年朋友们都能在运动中得到快乐，在快乐的运动中得到健康。

一个踝关节扭伤患者的自述

北京大学第三医院　杨渝平

我自幼好动，筋骨尤其灵活，50多岁了还能从一米多高的水泥台子蹦下来。平时下个楼梯高兴时或基于节省时间的念头，一窜出就可能三梯并成两梯跳。我的左踝自小有习惯性崴脚，但却从来没有发生过什么问题，一般当即摸摸轻揉就没事，重者也就二三天就没事了（所以埋下对崴伤的错误认识），自认为韧带超常好。今年1月，意外严重崴伤了从未崴过的右脚时，尽管当时痛得抱踝半蹲不能动，事后肿胀内外踝与脚背均有瘀斑，完全不能沾地，我也没意识到会有什么大问题。历来勇敢能扛着承受疼痛和到后来唯恐疼痛再生而过度求医，每一步都有负面代价！

最初崴伤，由于无知，不知道"RICE"原则，没做任何处理，甚至跳着独脚做家务，第3天就外出采购，第5天就背行李乘飞机到外地。初次求治是崴伤7天后在外地一家中医骨科，拍X光片没有骨折现象，医生让敷药一周后做几次理疗，恢复甚明显，赶上春节继续就诊不方便，以为已无大事，就等自己慢慢恢复了。20多天后，在飞回北京途中背负行李感觉尤其吃力，其后第2天开始右脚内外踝均疼痛，有硬结凸出并明显积液肿胀，从此就开始走上漫长和断断续续的求治之路，前前后后从中医到西医，从三甲医院到私人诊所，来来回回的折腾，历时半年余不愈，其间过程苦不堪言。我就不一一细说了。总之，等我能够挂上某三甲医院运动医学的踝关节专家号并得到诊断时，已是崴伤4个月之后，错过了最好的治疗时机，专家判定我的右踝外侧副韧带断了2根，可能需要手术。当时我已经从能够走路退化到必须柱双拐才能走路，而且是每况愈下，尤其是遇阴天，整个脚踝四周僵痛甚至辐射到小腿，绝望不已。

疑惑与经验一：求治期间的疑惑与无奈，中西医治疗手段的不同和要求的相互冲突，不同医院或同一医院不同大夫判断的大相庭径，莫衷一是，听谁的信谁的？比如，中医以敷药和按摩为主，不让烫脚；西医就绝对不让按摩，然主张用热药水泡脚；比如，我于伤后2个月在综合医院做了核磁共振，报告指出，右侧距腓前韧带形态与走向欠规整，粗细欠均，信号紊乱且增高，右内踝处三角韧带胫距前部形态欠规则，信号不均匀性增高。关节腔或囊内可见液性高信号，脂肪抑制像右外踝呈斑点状高型号。结论是右踝距腓韧带以及三角韧带部分损伤；外踝骨挫伤可能；关节少量积液。随后某三甲医院康复科专家诊断外踝及三角韧带拉伤、软骨受伤可能。按要求药水洗泡2周和服药后不见好转，医生才断定另有深层问题，一定要我转运动学科，其科有专家看了核磁共振结果和手法测试后认为没事应回康复科去……期间就又耽搁一月，等找到踝关节权威专家才知道韧带有断裂，经验是：不是所有骨科专家都能弄清楚的，要找对应的专家。至于核磁报告并没有指出韧带断裂的解释：①做核磁检查的工作人员对结果分析不够专业；②核磁扫描的位置不一定是最佳点。因此，应该在专科医院做核磁共振，以争取最佳效果。

疑惑与经验二：外侧韧带到底是断了两根还是一根半（或许还藕断丝连？想必只有手术切开脚才能知晓！包括到底是不是有滑膜炎或什么别的毛病，似乎也得打开脚才知道！）？到底是当初崴伤时就已韧带断裂，还是藕断丝连最后是私人名医给"正位"掰断（二度受伤）？没有人能给你判断！每次心怀企盼找到名医、神医或名医院，受伤的脚踝被掰捏一回，大多就是又受伤一回，疼痛与肿胀加重，然后就又得敷药小心地伺候十天八天的……因为一遇阴雨天脚痛就发麻和僵痛，走路一长就半跛。因此，不要随意听从亲朋好友的推荐和介绍。

疑惑与经验三：韧带断裂是不是必须手术？为弄清楚这个问题我做了许多功课才有了一知半解，还不敢说我的主观选择是否明智。总之，不同的踝关节知名专家都最终判定我韧带断裂需要手术才可能恢复。而我不想轻易动手术，不是我畏惧手术，我动得起这个不大的手术但我没有条件养，这脚之难养我已经深有体会，再动一刀，一切从头养起，我承担不起这时间的损失，也不想承受手术可能带来的任何其他的意外损伤。我是一边做着术前检查，一边倾力调查手术的得失和继续保守治疗的可行性，我寻求锻炼自己的脚力，让其他的韧带或者相关肌肉的力量来代偿韧带的缺失。这个想法通过网上咨询和不同医院专家的讨论得到一定的支持，最终还是某大夫提供的他的亲身经历最有说服力！相信我们自己的身体有一定的自愈能力，但需要我们把握好多种综合因素，适当的适度的求医、保养加锻炼。

我最深的体会是，任何人都不是上帝，不能指望医生背着你过河，而且很多细节并不是医生都掌握的，医生给你一个大的方向，但你自己必须掌握"度"。最初的不处理不治疗：错！不同的治疗时间肯定手段不一样，保养得不得当，过于动：错！过于不敢动：错！我已经伤后9个月了，我的疗养和锻炼方法是，让脚尽量处于松弛状态：坐久必须起来活动（最糟糕的就是坐在电脑前不动！），走一段路或站立一段时间必须坐一会或躺一会。我不一定把大夫给出图谱中的每一个动作都百分之百做到位或弄透彻了，但可以领会基本原则，我随时在根据自己的时间和临场姿势调整自己的动作，让脚处于休养或脚力的锻炼之中，并且利用所从事的不同活动、动作本身在暗中锻炼。另外，还需要耐心。

可能因人而异吧，期望能够警示其他患者，不要重复我走过的错误之路。

六、健康生活方式

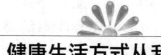

健康生活方式从我做起

中华预防医学会　王陇德

习近平总书记在全国卫生与健康大会上指出，要倡导健康文明的生活方式。践行健康文明的生活方式是最有效的维护和促进健康的策略。世界卫生组织总结全球的研究发现，在影响个人健康与寿命的四大因素中，生物学遗传因素占15%，环境因素占17%，卫生服务占8%，生活方式与行为占60%。如果采取健康的生活方式，可以预防80%的心脑血管病、80%的2型糖尿病、55%的高血压和40%的恶性肿瘤。

人人健康，才能全民健康。这就是要倡导健康文明生活方式的原因。

一、什么是健康生活方式

健康文明的生活方式是指有益于维护身心健康和社会文明，并形成生活习惯的行为方式。早在1992年，"维多利亚宣言"就指出了健康的"四大基石"，即合理饮食、适量运动、戒烟限酒和心理平衡，这是健康生活方式的基本内涵。在现代社会，倡导健康文明的生活方式就是提倡在社会生活中，公民具备良好的健康素养，自主自律地塑造上述健康行为。

二、公民养成良好生活方式对减少疾病负担有何作用

践行健康文明的生活方式是最经济的健康策略。以英国2003年开展的减盐干预行动为例，当时项目总共投入1500万英镑，其带来的成效是每年因心血管疾病死亡的人数减少6000人，年节省医疗费用15亿英镑。而世界银行2012年发布的中国慢性病流行报告指出，我国50%以上的慢性疾病负担可通过改变生活方式和控制行为风险进行预防。

三、当前，我国城乡居民总体健康素养水平是什么状态，存在哪些问题

应该说，总体水平还较低。很多公众维护和促进健康的能力不强，缺乏

基本的养生保健常识，不知道如何预防高血压、糖尿病、高脂血症等常见慢性病。据有关调查，我国仅11.2%的居民能够保持健康的行为和生活方式，很多居民有吸烟、酗酒、经常熬夜、久坐不动、长期缺乏体育锻炼、营养失衡、药物依赖等不良生活习惯，成为诱发慢性病甚至猝死的主要危险因素。

四、如何在社会上普及健康文明的生活方式

首先，要引导群众树立正确的健康观，倡导"每个人都是自己健康第一责任人"的理念。多用公众听得到、听得懂、听得进的途径和方法普及健康知识和技能，让健康知识入脑、入心。其次，要推广适宜的技术和方法，开发各类健康支持性工具，使广大群众日常的健康行为可操作、易感受，行为效果可感知、可量化。

五、国家在制定政策方面可以起到哪些支持引导作用

近些年，国家通过实施全民健身计划、全民健康生活方式行动等，培养了大批的健身指导员和健康生活方式指导员，在科学引导和带动群众养成健康生活方式方面正发挥着重要作用。

此外，通过健康城市建设、健康细胞工程建设等载体，打造良好的生态环境、工作环境和生活环境，为群众践行健康文明的生活方式提供必要的条件。

健康从心开始

北京大学人民医院　胡大一

心血管病、肿瘤等慢性非传染性疾病（慢病）遍布世界每个角落，关系到每个人的健康和生命。中国慢性病患者人数已超过3亿，慢性病死亡占中国居民总死亡率的80%以上，慢性病所致的疾病负担也达疾病总负担的70%。随着我国社会经济水平的发展，慢性病还呈现出年轻化的趋势，农村慢性病的

患病率正逐年显著增长。

　　慢病是一种生活方式病。世界卫生组织研究表明，影响人的健康寿命权重最大的（60％）是我们自己选择的生活方式和行为。不健康的生活方式可导致多种与心血管疾病相关的危险因素。大多数危险因素（高血压、血脂异常、糖尿病等）为隐形杀手。心血管疾病可防可控。只要控制危险因素，如戒烟、控制血脂异常、降血压达标，约90％的心肌梗死患者是可以预防的。

　　要防患于未然，从根源治理，从青少年抓起，认真改变不良生活习惯，综合控制多种危险因素。下面我重点讲讲控制吸烟、高血压、糖尿病、肥胖和高脂血症等危险因素的预防策略和相关健康水平。

　　1.零吸烟　吸烟是心血管事件的"导火索"和"地雷"，可导致血管内皮功能损伤，诱发血管痉挛；诱导急性血栓形成，造成急性心肌梗死或猝死；导致动脉粥样硬化并推动疾病进展。落实戒烟工作对于慢性心血管疾病的防治必不可少。吸烟对身体的危害，重量级研究文献比比皆是。我反复强调吸烟是心肌梗死年轻化和心脏猝死排位第一的危险因素。戒烟最早获益的也是心血管病风险的下降。公共场所立法控烟一年，心肌梗死减少了30％~40％。可现实中，很多吸烟者普遍缺乏防患于未然的紧迫感，尽管悲剧不断发生，仍有人存侥幸心理，不相信吸烟真那么有害。要做到"零"吸烟，不使用任何烟草产品，不用电子烟，规避二手烟。要主动维护自身的健康权利，"被吸烟，我不干！"。

　　2.管住嘴，迈开腿　吃动两平衡，保持理想体重。理想体重是健康的重要指标。理想体重，高血糖、高脂血症、高胆固醇血症、高血压、脂肪肝、睡眠呼吸障碍等都可向良性转化。理想体重为BMI < 25kg/m^2，保持腰围男性2尺8，女性2尺6。

　　运动是良医，运动是良药。去年AHA发表科学声明，强调"有氧能力"应被列为"临床生命指征"，以预测评估健康风险。有氧代谢运动能改善心脏功能；增强肺功能；增强骨骼密度，预防骨质疏松；减肥；缓解压力；改善心血管状态，促进侧支循环形成。有氧代谢运动有独特的、药物不能替代的、独立的对慢病有效的预防和治疗效果。

　　坚持每周至少5天，每天30分钟有效中等强度有氧运动或15分钟高强度有氧运动。也可将中等强度与高强度运动交替进行。选择什么强度，因人而异，个体化。有效性强度一次性完成30分钟（中等强度）或15分钟（高强度）。

学习遵循《中国居民膳食指南》，吃出健康。养成健康的饮食习惯，饮食严格限制反式脂肪酸、饱和脂肪酸、糖及盐的摄入。鼓励多吃蔬菜、水果、纤维素丰富的食物。

3. 不需药物治疗，血总胆固醇保持在5mmol/L以下 健康人（没有冠心病、卒中、外周动脉粥样硬化、糖尿病及高血压）应从青少年开始，通过健康饮食与运动，把血总胆固醇保持在5mmol/L以下。

如已是冠心病、缺血性卒中或外周（如双下肢）动脉粥样硬化，为预防疾病复发或意外发生，应把低密度脂蛋白胆固醇（有害胆固醇）降至1.8mmol/L以下。45岁以上糖尿病患者，除了认真控制血糖，也要服用降有害胆固醇的他汀类药物，剂量不宜过大。单纯控制血糖对心肌梗死、卒中或外周动脉粥样硬化疾病疗效有限。如能在降血糖同时用上很安全的小剂量他汀类药物，会使心肌梗死、卒中和外周动脉粥样硬化性疾病的发病率更大幅度下降。

4. 不需药物治疗，保持血压低于120/80mmHg 从青少年到中年、到老年、到高龄老年，通过常年健康生活方式，如能把血压保持在120/80mmHg以下，发生卒中的危险很小，且较少人出现血管性痴呆，心肌梗死风险也会大幅下降。

对血压高的患者，一般应将血压降至140/90mmHg以下。如降至更低些，尤其青中年，也包括60岁左右的患者，耐受很好，可能更安全，尤其对防卒中更有效。高龄老年人，如75岁以上者，血压降至150/90mmHg以下即可以接受；如降到140/90mmHg以下，自觉良好，也可能更好。

5. 保持空腹血糖＜6mmol/L 老年人，尤其高龄老年人的空腹血糖保持在7mmol/L以下。

身体是革命的本钱，健康是幸福的源泉。健康的第一责任人是自己。健康从"心"开始，希望每一个人都认真学习促进维护自身健康的知识和能力，对自己的健康关心、上心、用心，培养自己健康的生活方式，并付诸行动。同时，从预防心血管疾病做起，实现身心的全面健康。

最后请大家记住健康三字经：管住嘴，迈开腿；零吸烟，多喝水；好心态，莫贪杯；睡眠足，别过累；乐助人，心灵美；家和睦，寿百岁。九十活不过，那是你的错，不到九十九，轻易不要走！祝大家健康长寿！

用健康的生活方式　科学应对健康危机

北京大学医学部　钮文异

一、"鸵鸟政策"引发健康危机

我们身边经常可以看到这样的情形：事业成功了，健康却离他远去；赚到钱了，病痛却让他无法享受生活。健康已经成为现代人刻不容缓、亟待解决的问题。现实生活中，有许多人对健康采取的是"鸵鸟政策"，即眼不见心不烦或顾头不顾尾。举一个身边的例子。邻居王老师刚退休不久，说他最近总是感到"忽悠忽悠老上脸"。根据他的主诉，估计可能是其血压、心脏出了问题，给他介绍了某三甲医院的内科主任，让他去诊治。可王老师却婉言拒绝："我从来不看病，我一瞧病，病准找上门来。"结果一日清晨，王老师却因心脏病突发猝死，着实令人惋惜。而同样的悲剧不久又发生在王老师38岁女儿的身上，这是典型的由于"鸵鸟政策"导致的悲剧。所以说，任何人都不要以为健康的威胁离我们很远，即便是年轻人，也应认真面对每一个健康问题。要知道健康的金钥匙掌握在自己手中，一分呵护，一分平安！

二、健康观念的变化

健康的新生命参数称健康寿命，包括无残疾的寿命、无疾病和慢性病的寿命、能够主动生活的寿命。人们追求的是无残疾的、自主的、快乐的健康寿命。要达到这一境界，必需对生命的全过程加以关注和干预，最终实现健康老龄化。

世界卫生组织给健康的定义是，健康不仅是身体没有疾病或体弱，而是生理、心理和社会适应能力等各方面都达到完美状态。这实际上是一种"三维"的健康观。可以说健康即是人体与环境之间达到相互适应、动态平衡。

获得健康必须从细微之处入手，但真正能够做到的又有几人？有太多的人需要关注自身的健康。近些年来，健康教育、健康促进与健康管理，更加深入整个健康领域，深入社区和企业。

三、慢病井喷，警钟长鸣

据《汉书》载，有一户人家，家里来的房客见主人家灶间安了一个很高很直的烟囱，灶炉旁堆放了许多干柴草。房客就劝主人把烟囱改成弯曲的，把柴草从灶旁搬到庭院里去，这样就可以避免发生火灾。但主人没听进去。过一些日子，家里果然发生了火灾。村里人都来帮忙救火，大火终于被扑灭了。为了感谢众人，主人置酒杀牛款待邻居，论功行赏排定座次，焦头烂额者坐上席，唯独忘请房客。有人提醒主人"您若早听那房客的建议就可免除这场火灾，并可节省置酒杀牛的花费。今天您论功请客，为何只把奋勇救火的焦头烂额者奉为上客，而却对提议曲突徙薪的人没有任何奖赏呢？"房东这才顿然醒悟，忙把房客请来。这就是成语"曲突徙薪"的由来，说明防患于未然的重要性。防病治病也是同此道理。

近二三十年来，心血管疾病、癌症等已经成为威胁我国居民健康的前几位杀手。《中国居民营养与慢性病状况报告（2015年）》指出，我国心血管疾病发病率迅猛上升，而发达国家经过干预后，心血管疾病等慢性病发病率呈下降趋势。专家预测，我国中年人群10年后冠心病的发病率，男性将增加26%，女性将增加19%；脑卒中的患者数更多。值得警惕的是，国人在心血管病的知晓率及治疗、控制等方面的知识严重欠缺，非常令人担忧。

四、提倡健康的生活方式

20世纪70年代，加拿大学者提出"行为与生活方式因素、环境因素、生物因素、卫生服务因素"是影响健康的四大因素。其中，不良生活方式对健康的影响最大。幸运的是，已经有越来越多的人认识到不良生活方式对健康的危害，越来越注重在日常生活中提倡健康的生活方式。

1992年，国际心脏保健会议"维多利亚宣言"提出"健康的四大基石"："合理膳食、适量运动、戒烟限酒、心理健康。"

美国威玛研究所提出"健康生活八要素（NEWSTART新起点）"：营

养（Nutrition）；锻炼（Exercise）；饮水（Water）；阳光（Sunlight）；节制（Temperance）；空气（Air）；休息（Rest）；信念（Trust）。

2008年首版和2015年再版的《中国公民健康素养66条》。

"第九届全球健康促进大会（上海，2016年）"给出保持健康的十二项提示：①饮食健康；②每天以自己的方式进行身体活动；③接种疫苗；④不使用任何形式的烟草制品；⑤避免或尽量减少摄入酒精；⑥管理压力以促进身体健康；⑦采用良好的个人卫生做法；⑧不开快车，不酒后驾驶；⑨驾车系安全带，骑自行车佩戴头盔；⑩采取安全性行为；⑪定期检查自己的健康状况；⑫母乳喂养对婴儿最有益。

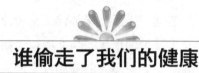

谁偷走了我们的健康

一、我们面临诸多健康挑战

健康是生命的基石，是人生第一大财富，是我们幸福生活的基础。但是，我们每个人都面临诸多健康挑战。

首先是癌症。2017年2月，国家癌症中心发布中国每年新发癌症病例429万，死亡281万例。每天约1万人被确诊癌症；每分钟约7人确诊患癌。其次是心脑血管疾病。《中国心血管病报告（2017）》显示，我国心血管病现患人数2.9亿，其中脑卒中1300万，冠心病1100万，仅高血压就有2.7亿，心脑血管疾病占人群总死因的40%以上。糖尿病呈上升发展趋势，患者数超过1.29亿人，年增长率10%以上，每年净增加1300万人。这些疾病均与生活方式密切相关。

另外，还有精神疾病，我国各类精神疾病患者人数超1.8亿人，2017年底在册严重精神障碍患者581万例，而公众精神疾病知晓率不足50%。还有一些新发传染病及老传染病的死灰复燃，如结核病。艾滋病的传播途径已由过去的吸毒或经血制品传播演变到性传播为主。以上这些数字如重锤敲响警钟，提示我们急需反思，究竟是谁偷走了我们的健康？

二、谁偷走了我们的健康

人为什么会得病？我们的生活好了，为什么那么多人得了慢性病？这要从决定人类健康的因素说起。

世界卫生组织大量研究证实，决定人类健康和寿命有四大因素。①生物学因素，也叫遗传因素，占15%，这是内因；②环境因素，占17%，指社会环境和自然环境；③医疗资源，占8%；④与人们密切相关的生活方式，占60%。后三种为外因。

近些年，随着经济发展和社会进步，城市化进程在不断加快。汽车代替了步行，机器取代了体力劳动，生活节奏加快，精神压力加大，由此也助长了人们不良生活方式和有害行为的形成。加之人口老龄化，导致慢性病逐渐成为影响人们健康的最大威胁。很多人的健康在不经意间被悄悄偷走，甚者失去生命。

那么，偷走健康的不良生活方式和行为是什么？它就是潜伏在我们身边的熬夜、吸烟、酗酒、久坐少动、饮食不良、喝软饮料、反复减肥和过度紧张等。对照一下，您中了吗？是否已成为高血压、糖尿病大军中的一员？而高血压、高血脂、高血糖、肥胖又是引发心梗等心脑血管疾病的重要危险因素。

2016年8月，《柳叶刀》发表过一项对188个国家1990–2013年间卒中负担的研究成果，结论是 90.5%负担归因可改变的危险因素；74.2%负担由吸烟、饮食不良、体力活动少行为因素所致。

世界卫生组织也指出，通过生活方式的调整，80%的心脑血管病和2型糖尿病、55%的原发性高血压和40%的肿瘤都是可以预防的。

三、预防疾病是上策

面对众多的慢性病患者，医院人满为患，治病就好比在下游抗洪。其实，在健康这个问题上，早预防、早控制才是上策，不要等有了病再去找医生。美国过去一百年平均寿命增长了30岁，有5年是医疗技术贡献的结果，另外25年靠的是公共卫生和预防保健。只要我们建立健康的生活方式，不断提高自己的健康素养，做到合理膳食、适量运动、戒烟限酒、心理平衡，充足的睡眠，坚持健康文明的生活方式，杜绝黄、赌、毒，预防为主，就能收获健康，成为自己健康的主人。

中国共产党"十九大"报告提出实施"健康中国"战略，提出将健康融入所有政策，因为健康不仅仅是医疗卫生一个部门的事情。比如说雾霾的问题，靠卫生系统是解决不了的，仅靠环保系统也是不够的，需要全社会的共同努力，也包括了每个人的自觉遵守和努力。倡导每个人都是自己健康的第一责任人，健康的生活方式在于养成，健康的行为在于每个人的自觉行动，别人无法替代！

最后送给大家一副热传对联，上联是：爱妻爱子爱家庭，不爱健康等于零。下联是：有钱有权有成功，没有健康一场空。横批：健康无价！

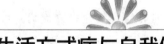

生活方式病与自我健康管理

原北京小汤山医院　韩　萍

一、生活方式与生活方式病

1.生活方式　个体或群体日常生活的习惯行为称之为生活方式。包括饮食、衣着、运动、作息、交流、嗜好等。

2.生活方式的特点　①个性化：个体各有自己的生活方式；②互相影响：在一个群体中生活方式会互相影响，如家庭；③大众媒体传播及引领。总之，健康与生活方式密切相关。

3.生活方式病　与生活方式有明确因果关系的疾病称为生活方式病。其中以慢性非传染性疾病为主，包括高血压、糖尿病、血脂异常、恶性肿瘤、肥胖、慢性阻塞性肺病等。其具有隐匿性高、发病率高、危害性大、并发症多等特点，且60%与个人不健康的生活方式有关。

4.健康相关危险因素　不可变因素有年龄、性别、遗传；可变因素包括

①不健康生活习惯和心理：如吸烟、不合理膳食及饮酒、缺乏运动、不健康心理等；②生物学指标异常：如血压和血糖偏高、血脂异常、体重超重、癌前病变等。

二、健康管理的核心与健康体检项目意义解读

健康需要管理，自我健康管理尤为重要。健康管理的核心内容是防大病、管慢病、促健康。健康体检是基础，应至少每年做一次针对性强的全面体检。慢病早期多无明显不适症状，故健康体检切忌跟着感觉走，对健康危险因素要做到早发现、早预警、早诊断、早干预。

体检项目举例如下。

（一）胃幽门螺旋杆菌检测阳性（碳13）的意义

（1）提示：幽门螺旋杆菌感染。

（2）危害：胃炎、胃溃疡、胃癌。

（3）如何对待：及时规范治疗，定期复查；分餐制，防止交叉感染。检查方法有多种，碳13尿素呼气试验更具优势。

（二）胆囊息肉该如何对待

胆囊息肉是一种常见的胆囊疾病，可分为胆固醇息肉、炎症性息肉和腺瘤性息肉。通常腺瘤性息肉的癌变可能性大，需引起重视。初次发现时应坚持每三个月到医院做一次B超检查，密切监测，如病变无进展，可逐渐延长复查时间。特别提醒，胆囊息肉单个发生、连接的蒂短而宽，或短期内快速长大，或大小超过1cm，或息肉伴有结石者，需及时就医，必要时手术治疗。

（三）如何看待肿瘤标记物升高

肿瘤标记物升高并不意味着一定发生了恶性肿瘤，良性肿瘤或炎症时肿瘤标记物也会升高。如首次发现升高，需密切观察，如无持续异常，则无大碍。如持续、进行性增高，多项异常增高，或增高幅度很大，则可能与恶性肿瘤相关，应及时就医，系统检查。肿瘤标记物检查结果需与影像学、物理检查等结果综合分析。

（四）大便潜血、外科肛诊检查的意义何在

大便潜血检测无创、便捷、费用低廉，是早期筛查消化道恶性肿瘤的检

测项目；外科肛诊是早期筛查直肠恶性肿瘤简便且重要的体检项目，非常必要，切不可嫌麻烦而放弃检查。

学会正确解读健康体检报告至关重要。针对体检结果，原则是分层健康管理。①健康：继续保持、健康促进；②亚健康：及早干预、恢复正常；③亚临床：控制风险、防病发生；④疾病：控制达标、防并发症；⑤并发症：积极治疗、定期复查。

三、常见生活方式病的自我健康管理

1.体重与健康 看看自己的体重是理想、超重还是肥胖？评价超重和肥胖程度用BMI来判定，我国的评判标准是：BMI < 18.5 为体重过低；18.5~23.9为体重正常；24~27.9为超重；BMI ≥ 28 为肥胖。体成分测定更准确。肥胖与诸多恶性肿瘤、心脑血管病、脂质代谢异常等密切相关，有人称肥胖为万恶之源，故保持理想体重意义重大。

2.血压与健康 时常关注血压水平，掌握理想血压、正常高值血压、高血压的标准和分级。理想血压 <120/80mmHg；正常高值120~139/80~89mmHg；高血压为 ≥ 140 和/或90mmHg。高血压会引起心、脑、肾等脏器的并发症，甚至或危及生命，故血压控制达标是关键。应积极改善不良生活方式，纠正危险因素，包括超重、膳食中盐量摄入过多、不合理饮酒、缺乏运动、心理问题等。

3.血糖与健康 看看自己血糖正常、偏高还是糖尿病？血糖的正常范围为空腹血糖 3.9~6.1mmol/L，餐后2小时血糖 3.9~7.8 mmol/L。空腹血糖>5.6且低于7.0mmol/L或餐后2小时血糖>7.8且低于11.1为糖尿病前期。糖尿病诊断标准为空腹血糖 ≥ 7.0mmol/L 或餐后2小时血糖 ≥ 11.1 mmol/L 。

餐后2小时血糖：以进餐2两馒头为标准，吃第一口饭时记时间（进餐多少会影响血糖水平）。诊断糖尿病需以静脉血浆的血糖浓度为准，日常监测血糖可以测末梢指尖血。

糖尿病并发症颇多，规范治疗，有效控制十分重要。治疗糖尿病的"五驾马车"为药物治疗、监测血糖、合理膳食、适量运动、健康教育。

4.血脂与健康 血脂异常会导致动脉硬化，进而发生心脑血管的严重病变。掌握血脂的相关指标，才能有效控制血脂。但应注意，不同健康风险的

人，其血脂的控制目标也不同，需因人而异，故应在医生指导下调脂。

5.高血压、糖尿病如何控制达标　需注意的是，不是单一控制血压或血糖，而是要求血压、血糖、血脂、体重都要控制达标。①定期监测：在家自测或到医院、医务室监测，注意掌握正确测量血压、血糖的方法。②血压监测方法：休息状态，测3次，取2次差别最小的平均值。③血糖监测方法：空腹时间在8~12小时之间，最长不超过14小时；空腹和餐后宜同一天测，测餐后血糖要注意进餐量。

预防慢病需构筑健康金三角——管好嘴，迈开腿，好心态！健康"四大基石"要牢记：合理膳食、适量运动、戒烟限酒、心理平衡。《欧洲心血管病指南（2016）》指出，健康的生活方式至少可以预防80%的心血管疾病和40%的肿瘤。

健康掌握在你自己手中，相信你会做出正确的选择。

七、日常生活保健

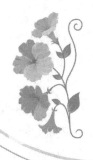

过清静无"蚊"夏天

北京市疾病预防控制中心　曾晓芃

盛夏时节，让人烦恼的不只是持续不降的高温还有来势汹汹的蚊子。它们不但让人奇痒难忍、夜不能寐，而且可以传染疾病。那么，我们怎样摆脱蚊子的骚扰过个清静夏天呢？专家指出，只要做好环境治理并且正确使用驱蚊、杀蚊产品，我们就可以轻松地和讨厌的蚊子说拜拜了。

一、环境治理　治"水"为先

许多人认为蚊子都是从室外进入室内的，所以只要关好纱窗并且采用一定的驱蚊、杀蚊手段就可以解决问题，而实际上，家居防蚊在"守紧门户"的同时，首先应该从治理室内适宜滋生蚊子的环境入手，以免其在家中"开枝散叶"。

蚊子的一生经过卵、幼虫（孑孓）、蛹、成虫四个时期，其中前三个时期都是在水中度过，所以清除积水才是杜绝蚊患的根本。而家中消除蚊子生存空间主要应做到以下几点。

（1）花瓶和水养植物至少每星期换一次水，并避免花盆底部盘碟积水。

（2）防止地漏、下水道等处积水。如已积水，在处理时可以投放一些浓度为1%双硫磷杀孑孓沙粒剂，一次投药可维持20天左右。

（3）注意检查家中经常存水的容器，尽量都盖上盖子。再有，不要把易拉罐、矿泉水瓶、鸡蛋壳等容易积水的垃圾乱扔，垃圾桶最好也有盖子。

（4）如果室内长期无人居住，应盖上抽水马桶的盖子，并把洗手池、水池里的水放干净，以防蚊子产卵。

二、灭蚊手段　正确使用

常用的灭蚊方法很多，但是要使用正确的操作方法并注意保护自身安全。

（一）物理方法

1.灭蚊灯　主要采用光催化的原理产生二氧化碳从而吸引并杀死蚊子。灭蚊灯一般应放在离地面1~1.5米处，最好放在隐蔽的角落，并常常改变放置位置。在使用时要关闭家里所有的灯源，加强捕蚊效果。另外，最好不要用眼睛盯着看，否则会损伤视力。

不过，灭蚊灯释放的二氧化碳量有限，在屋内有人的情况下蚊子可能还是更多的被人所吸引，因此，灭蚊效果一般。

2.电蚊拍　用其直接杀死蚊子还是比较安全有效的，适合在蚊子少的情况下使用。

（二）化学方法

1.蚊香　傍晚天黑前使用蚊香效果最佳。蚊香在封闭的房间，方可杀死蚊子，而在通风处使用，主要起到驱赶蚊子的作用。

由于传统的盘香使用明火存在一定安全隐患，而且长时间吸入其产生的烟雾会损坏人的鼻黏膜，所以电蚊香是更好的选择。电蚊香的使用时间一般可维持6~8个小时。不过，由于蚊子也会产生抗药性，所以应该轮流使用不同的驱蚊方法及产品，才能获得较好的驱蚊效果。

2.杀虫气雾剂　一般在黄昏时使用效果较好。使用时应对准蚊虫喷射，或以45度仰角往空中喷，以使药物在缓慢下落的过程中接触蚊虫并将其消灭。在喷完后，人应离开房间，关闭门窗半小时，然后再进入房间开窗通风。应注意，一般气雾杀虫剂里面含有一些有机溶剂，它们可能会对衣物、床单甚至家具表面的油漆造成一定的损坏，所以在喷洒的时候尽量不要朝这些物品直喷；避免婴幼儿接触任何杀虫剂，以免对其造成不良影响；在厨房使用杀虫剂时要加倍小心，喷洒之前要藏好食品和餐具；若不慎将药液喷到皮肤上，要及时清洗。

有很多人有个错误认识，就是以为气雾剂的味道可以熏杀蚊虫，而其实它只有接触到蚊虫身体才能将其杀死（触杀），所以，仅仅在室内随意喷洒气雾剂然后关上门窗，希望气味可以杀死蚊虫的做法是达不到效果的。

（三）防蚊产品　谨防忽悠

夏季一到，市面上涌现出许多防蚊、驱蚊产品，如驱蚊手环、超声波驱蚊器、驱蚊贴甚至还有驱蚊手机软件。有关专家表示，经过测试，目前最有效的驱蚊产品就是含有避蚊胺成分的驱蚊剂，其他一些产品不是完全无效就是效果微弱。

使用驱蚊剂时，可以将它涂抹于裸露的皮肤上，一般可持续驱蚊4小时，之后应重新涂抹。驱蚊剂的药效与人的活动量、出汗量有关，如果在户外，它的药效持续时间可能会缩短，应及时涂抹。

最好、最彻底的防蚊方法是环境治理，其次是蚊帐、蚊拍、捕蚊灯等比较安全的物理方法；最后才应考虑选择蚊香、气雾剂、驱避剂等化学方法。

被蚊子叮咬之后怎么办

（1）被叮咬后不可抓挠。否则皮肤里的组织液、淋巴液等渗出，肿成一个疱，这样就会越抓越痒，而且还不易消退。如果坚持不抓，一般10~15分钟后，痒感就能明显消退。

（2）若叮咬处很痒，可先用手指弹一弹，再涂上花露水、风油精等。另外，还可用碱性物质缓解痛痒，如使用氨水、香皂蘸水在红肿处涂抹；用盐水和牙膏涂抹或冲泡痒处，也能使肿块软化，有效止痒。

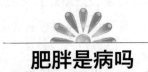

肥胖是病吗

北京市疾病预防控制中心　董　忠

很多体态丰腴的人体检后会很高兴地说：瞧，我血压、血糖、血脂都正常，就是有点胖，这说明咱的身体没毛病！

那么，胖，真的不是毛病吗？

其实，肥胖也是一种病，而且，胖起来要人命呢！

早在古希腊时期，希波克拉底就已经把肥胖列入了疾病范畴，发现肥胖会造成性无能等问题。1997年，世界卫生组织发表了关于肥胖的问题报告，宣布肥胖已经成为全球的流行病，危害着人们健康。

肥胖，严格的医学术语称肥胖症，是一种由多种因素导致的慢性代谢性疾病。其特点在于体内脂肪细胞的体积增大或数量增加导致个体脂肪占体重的百分比异常增高，并在某些部位过多地沉积形成脂肪。

成人肥胖的判定标准有两个。一是体重指数（BMI），中国成年人正常体重是 $18.5 \leq BMI < 24$，$BMI < 18.5$ 为体重过低，$24.0 \leq BMI < 28.0$ 的人为超重，$BMI \geq 28$ 的人就是肥胖了。肥胖的另一个判定标准是腰围，男性腰围超过90cm、女性超过85cm，就是中心性肥胖了；男性腰围介于85~90cm之间、女性介于85~80cm之间，是中心性肥胖前期。

肥胖的危害有以下几个方面。

首先，肥胖可以导致机体问题。如因为体重超标，对运动系统和呼吸系统造成过重的负担，骨关节炎、睡眠呼吸暂停的发生率高。

其次，肥胖还是很多疾病的危险因素，肥胖的人发生糖尿病、心脏病、脂肪肝、高血压、癌症的风险远远高于体重正常的人。中心性肥胖是糖尿病发生的独立危险因素。

最后，肥胖还可以影响人的寿命。《柳叶刀》上的一篇文章显示，肥胖可造成最多8年的寿命减少。根据体重指数划分，超重人群寿命减少0~3年，肥胖人群寿命减少1~6年，而严重肥胖（$BMI > 35$）人群寿命则可减少8年。

那么，会不会有健康的胖子呢？英国的一项研究表明，健康的胖子在10年后有41%出现了健康问题，20年后有51%出现了健康问题。可见，肥胖的人其他指标正常只是暂时的，大多数肥胖者最终都会产生各种健康问题，想做个"健康的胖子"没那么容易。即使成功保持健康且肥胖，这些人的患病风险也明显高于正常体重的人。

所以，肥胖也是一种疾病，而且，因为肥胖使机体发生其他更严重疾病的风险增高很多，更应该引起人们的重视，别再拿胖点不当事了。

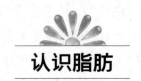

认识脂肪

现实生活中，拥有将军肚、游泳圈的人士不乏其人，很多人感慨，以前苗条、匀称的体型怎么会一去不复返了呢？于是，有人开始疯狂运动，有人开始残忍节食，过程很痛苦，心路很艰辛，结果却很懊恼，身体被折腾得疲惫不堪，肉肉却好像生死相依、不离不弃。究竟该如何认识脂肪，如何科学减重呢？我们得知晓这些知识。

问：不吃脂肪就不会肥胖吗？饿肚子就能消耗脂肪吗？

答："不吃脂肪就不会肥胖吗？"错误！只吃馒头的人，如果吃的多照样肥胖。因为肥胖的主要原因是能量过剩，即摄入的能量大于消耗掉的能量，并不是单纯因为脂肪吃得多。

"饿肚子就能消耗脂肪吗？"这得看饿到什么程度。如果一直挨饿，好比饥荒年，当人体没有能量来源时，肯定会动员身体内储存的脂肪来提供能量，人肯定会瘦。但一两顿饭不吃，不太能起到消耗脂肪的作用，因为这时候最先被动员起来消耗的，是糖原。再说，饥饿感是人体提醒自己该吃饭了，避免挨饿是机体的自我保护机制，人为什么要饿肚子呢？

脂肪不会通过锻炼变成肌肉！通过锻炼，脂肪在被消耗，而肌肉在锻炼过程中，肌纤维增粗，肌肉体积增大，肌肉变得更加粗壮、结实、发达有力。结果是身体内脂肪比例下降了，肌肉比例增加了，但不存在脂肪变成肌肉的这种转化机制。

问：在变瘦的过程中，脂肪是如何从我们身上消失的？

答：当我们的运动达到一定强度，并且持续一定时间的时候，身体就会动员脂肪燃烧来提供能量。美国运动协会进行过一项研讨，在受试者手臂植入探测器，当开始运动时，血糖最先开始消耗，运动10分钟后，脂肪组织中的血流量开始增加，表示脂肪开始燃烧，当运动时间达到30分钟时，脂肪组织中的血流量达到最高，并且可持续6小时，即便运动时间超过30分钟，脂肪也只能燃烧6个小时。"有点喘"是脂肪开始燃烧的象征，心跳应达到每分钟110次以上。脂肪在酶的作用下，分解为甘油和脂肪酸，然后进一步氧化分解为二氧化碳和水，并产生高能量被人体利用，或者转化为糖原储存起来。

问：有些人总也吃不胖，有些人吃一顿就能长半斤，这是为什么？

答：很多人会有此疑问，也确实存在这样的现象。确切的原因不是很清楚，可能和基因、肠道菌群有密切关系。美国学者曾做过实验，让无菌老鼠比普通老鼠多吃29%的食物，但无菌老鼠却比普通老鼠瘦42%。给无菌老鼠的肠道里注入普通老鼠的细菌后，尽管它们吃得比原来少许多，但是在短短两周内体重竟飙升至普通老鼠的标准。中国的研究者们也发现，把一种与肥胖有关的人类细菌喂给老鼠，然后给老鼠吃高脂肪食物，并阻止其锻炼，然而老鼠却没有出现肥胖症状。说明肠道菌群很可能与肥胖之间存在某种联系，但科学家还没有完全搞明白其中的奥秘。能量平衡理论，是大家普遍能够认可和接受的一种理论，但也可能不是唯一机制。

问：如何消除身体内多余的脂肪？

答：想要消耗掉身体内多余的脂肪，一是减少脂肪储备，二是增加脂肪消耗，即"节源开流"。但胖子既然不是一口吃起来的，想尽快瘦下来，也不是那么容易的。最科学的方法，还是合理控制饮食、科学增加运动。但控制饮食和一味节食是两个概念，要在保证膳食营养的前提下，合理控制热量，不是单纯饿瘦，饿瘦的结果，往往是体重下来了，体质也下降了，人又容易生病了。可以参照膳食平衡宝塔，给自己设定一个摄入量标准，既保证营养，又确保摄入量不超过消耗量。

运动也是有学问的，为了减重，是要增加运动量，但运动过量也会造成身体损伤。一般来讲，每天30分钟左右的有氧运动（从减脂的角度看，提倡一次接连运动30分钟，不是分段累计达到30分钟），每周3次以上，可以选择慢跑、快走、骑车、游泳、太极等锻炼方法。

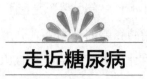

走近糖尿病

北京中医药大学东方医院　杨晓辉

糖尿病是一种以慢性高血糖为特征的常见慢性病，是我国继心脑血管疾病、肿瘤之后的第三大严重危害人民健康的慢性疾病，全球有约3.5亿人承担着糖尿病带来的痛苦。但是，现如今大家对糖尿病的了解较为局限，不是闻"糖"色变，就是认为并不严重，本文通过简单介绍糖尿病相关知识，让大家更好地认识了解糖尿病。

一、糖尿病的"糖"是什么

了解糖尿病之前，让我们先了解一下什么是"糖"，糖尿病的糖并不是指我们平时进食的糖，而是指"葡萄糖"。我们进食的碳水化合物进入胃肠道后分解成葡萄糖，之后进入血液成为血糖，再随着血液进入细胞。而血液中运输葡萄糖的，就是我们平时常说的胰岛素，胰岛素是由胰腺分泌的。

葡萄糖在血液中搭载胰岛素的运输过程类似于乘坐火车前往各个站点，而胰岛素就类似于乘务员。其中大部分转化成人体所需的能量，这是"火车"的第一站。而当血糖过多时，胰岛素会载一部分葡萄糖到达下一站，进入肝脏成为肝糖原，或进入肌肉成为肌糖原。"糖原"其实是葡萄糖手牵手变成长长的葡萄糖链，当我们饥饿，所需转化为能量的葡萄糖不够用的时候，这些长长的葡萄糖链就会松开手恢复成单个的葡萄糖，被身体所用了。当肝脏和肌肉也无法再承担体内糖分时，胰岛素会再次载葡萄糖前往下一站，转化成脂肪储存。所以，只有胰岛素正常工作，这辆"火车"才能正常行驶，血液中的葡萄糖才不会过多，血糖值才不会过高。

二、糖尿病是怎样发生的

糖尿病的实际病因并不明确，研究表明与环境、饮食及遗传因素有关，但发生机制多与胰岛素相关。

当葡萄糖的运输载体——胰岛素出现问题，血液中过多的葡萄糖不能顺利地转化为脂肪储备时，葡萄糖只能一直留在血液里，血糖值就会居高不下；同时，肾脏被迫承担起不属于自身任务的葡萄糖运输过程，部分葡萄糖便会经尿排出，形成糖尿，成为糖尿病特征表现之一。

胰岛素出现的问题通常有胰腺分泌不足和肝脏、肌肉和脂肪组织对胰岛素作用的敏感性降低两种情况。我们可以把胰腺比作汽车油箱，第一种情况相当于汽车使用不当导致油箱故障不能供油；而第二种情况相当于油箱老化不能再供给汽车使用。

糖尿病多被分为1型糖尿病和2型糖尿病。临床常见的类型是2型糖尿病。在肝脏、肌肉和脂肪组织无法识别胰岛素，不接受胰岛素承载的葡萄糖的情况下导致血糖升高，常见于2型糖尿病。这类的糖尿病发病时间较晚，且与肥胖有很大的关系。而1型糖尿病多由胰岛素分泌不足导致，发病时间较早，常见于青春期之前。

三、糖尿病的症状有哪些

了解了糖尿病如何产生的，肯定有人会提问，何时怀疑自己可能患有糖尿病？糖尿病患者一般最常见的症状是"三多一少"，即吃得多、喝得多、尿得多和体重减轻等。有些患者还会出现皮肤瘙痒（尤其是外阴瘙痒）、乏力、困倦、视物模糊、手指发麻发凉、易出虚汗等表现。临床也存在不具有这些症状而仅以血糖值升高为主的患者。

但具有"三多一少"症状并不一定患有糖尿病，而出现乏力、视物模糊、四肢发麻、皮肤瘙痒、反复感染等其他症状时也应警惕是否患有糖尿病。确诊糖尿病须前往正规医疗机构检查静脉血糖水平，并由专科医师确诊。

四、糖尿病的危害有哪些

确认糖尿病后应意识到糖尿病的危害。糖尿病主要以高血糖为特征，但主要危害人体健康的是由高血糖导致的各种并发症，其中最常见的是心脑血管病变和神经病变。其中大血管病变主要有糖尿病足、冠心病与脑卒中；微血管病变主要有糖尿病视网膜病变、糖尿病肾病；神经病变主要是周围神经病变等。这些并发症控制不住会影响患者的生存质量，严重时可威胁生命。

比如糖尿病足在血糖控制不佳的情况下有感染、坏疽、截肢等风险。

五、糖尿病能治愈吗

糖尿病并不能治愈，只能通过自我管理或治疗延缓疾病的发展和改善临床症状。但这并不意味糖尿病没有治疗的意义，积极的自我管理和严格的血糖控制可以取得不错的疗效，减少患者的痛苦，并保证患者的生命质量。

六、如何预防糖尿病

糖尿病的预防可以分为三级。一级预防是让潜在的人群不得糖尿病。潜在的人群为具有患糖尿病高危因素的患者，比如年龄≥45岁、超重或肥胖、三高人群、2型糖尿病的一级亲属、有巨大儿生产史或妊娠糖尿病病史、多囊卵巢综合征患者、长期接受抗抑郁症药物治疗等。二级预防为让糖尿病患者远离并发症。三级预防为已经出现并发症的患者延缓病情。最常见的预防措施包括控制饮食，合理膳食结构，适当运动，保持心情愉悦，定期监测血糖，控制好血糖水平，及时就医，听从专业医师的专业意见等。

糖尿病并不可怕，可怕的是人们对其一无所知。每一位糖友和家人都应走近糖尿病，了解糖尿病，在专业医师的指导下以良好的积极的心态面对它。

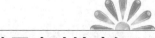

糖尿病防控应知、应会、应做

首都医科大学附属北京安贞医院　周迎生

一、应知——成人糖尿病以预防为主

"成人糖尿病以预防为主"是世界卫生组织和中国一直倡导、坚持的基本观点，实践证明，预防糖尿病及其并发症危害是最佳途径。不健康生活方式导致肥胖，其后果是高血糖、高血脂、高血压、冠心病和脑卒中伴随发病，肥胖是总病根。从生命早期开始养成健康饮食和身体活动习惯是关键，为健

康创造良好条件应覆盖全民和全环境（学校、家庭和工作场所），也是每一个人自己的责任。

糖尿病是不良生活行为方式以及环境因素引起的疾病，已成为当今世界主要致死病因之一，其发生与高热量膳食、缺乏锻炼、吸烟、酗酒密切相关。糖尿病破坏身体多部位，如脑卒中、冠心病、失明、肾衰竭、糖尿病足坏死截肢等，增加过早死亡的总体风险。城市化生活方式影响是糖尿病患病率增加的直接原因，据统计预测，2045年全球城市糖尿病患者数将是2017年的1.7倍，大大超出农村。因此，农村城镇化生活方式加快可能使广大农民暴露在糖尿病发病危险因素中，不容忽视。

二、应会——糖尿病自我判断

自我筛查糖尿病的3个特征是肥胖（体质指数 $\geqslant 30\,kg/m^2$ 或腰围 $\geqslant 103cm$）、糖尿病家族史、空腹血糖升高（>5.6mmol/L），均具备者需要到医院确诊。

（一）肥胖

世界卫生组织在1997年正式将"肥胖"纳入疾病范围。肥胖的主要人体监测指标如下。

1.腰围（Waist circumference，WC） 测量方法为腋中线肋弓下沿和髂嵴连线中点处水平体围（cm），中国男性 $\geqslant 90cm$、女性 $\geqslant 80cm$ 称为腹型肥胖。腰围十分常用且准确，腹型肥胖同糖尿病关系最密切。

2.BMI（体质指数，kg/m²） 测量方法为体重（kg）/身高（m）^{2}，BMI在 $24.0{\sim}27.9\,kg/m^2$ 为超重，BMI $\geqslant 28\,kg/m^2$ 为肥胖。这种方法简单、准确，更适合流行病学研究，但BMI无法区分是否腹型肥胖。

3.其他 青少年期常用腰围/身高，结果 $\geqslant 0.5$ 为肥胖。

皮褶厚度，误差率高，重复性不好。CT检查体脂成分，最准确，重复性变异<1%，但X射线损害身体。核磁共振（MRI）检查脂肪较CT差，内脏脂肪误差率高达5% ~ 11%。

（二）血糖

正常空腹血糖范围在3.9 ~ 6.1mmol/L（70 ~ 110mg/dl），非空腹血糖范围是3.9～7.8mmol/L（70～140mg/dl）。

目前临床诊断糖尿病有3种常用血糖判断方法，任何一种符合都可以诊断，具体如下。

（1）空腹血糖（FBG）≥7mmol/L，至少有两次且不在同一天测定。

（2）糖化血红蛋白≥6.5%。

（3）随机血糖或口服葡萄糖耐量试验（OGTT）两小时血糖≥11.1mmol/L。

三、应做——糖尿病防控表率

防控责任应由政府部门、个人、工作单位、社区、公共场所和医疗机构共同落实。糖尿病防控难度在于既要考虑人的个体因素，还要考虑人所处的环境因素，是内因与外因相互作用产生的效果。因此，应在青少年中早期开展预防2型糖尿病工作。在学校中落实健康饮食和身体锻炼措施可以有效降低糖尿病危险因素流行。定期在高风险人群，如肥胖、糖尿病家族史、空腹血糖升高者中筛查和早期干预糖尿病也是必要的补充。

当出现下列情况时，需引起重视：①经常需要小便；②感觉非常口渴；③即使在吃东西也感觉非常饿；④极度疲劳不易缓解；⑤视力模糊不清；⑥皮肤伤口痊愈缓慢或难以愈合；⑦即使吃的更多但体重明显下降；⑧手脚疼痛或麻木。

我们应当掌握以下内容。①食物健康：了解食物的升糖指数和热量大小，少吃甜食以及脂肪含量高的食物；②起居合理：养成早睡早起好习惯；③运动：选择适合自己的运动方式，不拘泥于形式，用自己的感受和一些身体指标来正确判断是否有效；④心理定力：自我鼓励并坚持健康生活方式，用行动来判断结果；⑤指标判断：定期检查腰围、血糖、血脂、血压。

要想解决糖尿病防控问题，必须从病根即肥胖入手，加强防控知识的宣传，并且防控措施应覆盖全年龄段，从孕妇作为起点，重点对象是幼儿（幼儿园）和儿童（小学）。学习和保持健康生活方式是远离肥胖和糖尿病的绿色通道，让我们联合起来共同防控糖尿病，而不被糖尿病控制！

每天一支烟，同样不安全

中日友好医院　肖　丹

近日，英国的一项研究表明，即使每日仅吸 1 支烟，患冠心病与脑卒中的风险也超过了每日吸 20 支烟的一半。也就是说，吸烟没有安全水平。

我国是世界上最大的烟草生产国与消费国，同时也是最大的烟草受害国。多年来，由于烟草文化的盛行，烟草在我国国民生活中不仅是一种普通的消费品，更是社交生活的载体。然而，大多数人仅把吸烟当作一种不良的生活方式，并未真正认识到烟草的危害。殊不知，烟草是导致多种疾病的危险因素。在世界排名前 8 位的死因中，其中有 6 项（即缺血性心脏病、脑血管疾病、慢性阻塞性肺疾病、下呼吸道感染、气管与支气管肺癌、结核病）发病危险因素中包括吸烟。我国每年有超过 100 万人死于烟草相关疾病，烟草使用者中超过半数的吸烟者最终都会死于吸烟相关疾病。

尽管吸烟有害健康是众所周知的道理，但是由于认识的局限性，大部分人仅知道吸烟与肺癌的发生密切有关。的确，吸烟是肺癌发生的首要危险因素。2004 年，《美国卫生总监报告》指出，90% 男性肺癌与 80% 的女性肺癌死亡均与吸烟有关。然而，很多人并不知道吸烟与多种慢性疾病的发病也有着密切的关系。当前，慢性非传染性疾病的主要类型包括心血管疾病、癌症、慢性呼吸系统疾病以及糖尿病。非传染性疾病每年可导致 4000 万人死亡，烟草作为重要危险因素，每年导致了其中的 720 万人死亡（包括因二手烟暴露死亡人数），并且预计未来几年这一数目还会增加。

一、吸一支烟也会增加患病风险

不少吸烟者在意识到吸烟的危害后便开始戒烟。很多烟民戒烟时并不能做到立即停止吸烟。他们很多人担心，突然戒烟会引起身体不适，因此选择逐渐减量的方式。也有一些烟民认为吸烟虽然有害，但是每天仅吸一两支烟并不会对身体造成严重损伤。然而，研究发现，以上的做法与想法均是错误的。以心脑血管疾病为例，目前已有充足的证据表示吸烟可以导致冠心病以及脑卒中的发生，并且均呈剂量-效应反应，即吸烟者吸烟量越大、吸烟时间越长，冠心病与脑卒中的发病与死亡风险越高。近日，英国癌症研究所主持的一项囊括141个队列，700多万人的研究进一步分析了吸烟量对冠心病和脑卒中发病的影响。研究发现，在调整各种混杂因素后，每天仅吸1支烟的男性吸烟者患冠心病和脑卒中的风险分别是非吸烟者的1.74倍和1.3倍；每天吸20支烟的男性吸烟者患冠心病和脑卒中的风险是非吸烟者的2.27倍和1.56倍。在女性人群中，这两种疾病的患病风险均比男性高。可见，即使每天仅吸1支烟，患冠心病与脑卒中的风险也超过了每日吸20支烟的一半。吸烟没有安全水平，一支烟也会显著增加心脑血管疾病的发病危险。

二、长期吸烟者糖尿病发病风险高

在众多慢性疾病中，吸烟致糖尿病发病也值得关注。糖尿病在非传染性疾病的死亡排名居第4位。随着经济发展与居民生活的改善，糖尿病发病率显著上升。据世界卫生组织发布的数据显示，糖尿病患者数由1980年的1.08亿增加到2014年的4.22亿。中国20年来糖尿病患病率也增长了近10倍。目前有证据显示，吸烟与2型糖尿病的发病有关，并且可以增加糖尿病大血管与微血管并发症的发病风险，虽然肥胖一直被认为是糖尿病发病的主要危险因素，但肥胖仅可解释中国几十年来糖尿病发病率增长的50%。最近，英国牛津大学陈铮鸣等的研究发现，在调整各种影响因素后，长期吸烟者糖尿病发病风险比非吸烟者高15%~30%。研究进一步发现，该病发病风险与吸烟量以及开始吸烟年龄相关，重度吸烟者比轻度吸烟者罹患糖尿病的风险更高。

三、戒烟可有效防治慢性疾病

作为当今世界最大的可预防死亡原因，戒烟是防治慢性疾病发生的最佳手段，包括慢性阻塞性肺疾病、冠心病和脑卒中。以慢性阻塞性肺疾病（简称慢阻肺）为例，2017年，慢阻肺全球倡议（GOLD 指南）强调，吸烟是慢阻肺最常见的危险因素，戒烟最能影响慢阻肺的自然病程，是所有吸烟慢阻肺患者的关键干预手段。目前，每年慢性非传染性疾病导致的死亡人数约占全球的70%，而烟草使用是慢性病发生的重要危险因素。健康是每个人全面发展的必要前提，形成良好的生活方式是健康生活的关键。请彻底戒烟，防治慢性疾病，享受健康生活。

早戒烟，早受益，早健康

首都医科大学附属北京天坛医院　党斌温

中国13亿多人口，其中烟民超过3亿，二手烟接触者超过7亿，当前烟草导致每年死亡人数为100万，其中二手烟导致死亡人数为10万。

一、吸烟危害及戒烟益处

1492年哥伦布发现美洲新大陆时，发现土著人使用烟草，随后将其带入欧洲，19世纪末出现卷烟机，20世纪初卷烟开始流行，两次世界大战使其流行速度加快，尤其是第二次世界大战，导致其在世界范围流行，工业化发达的欧、美等西方国家流行最严重。二战后，英、美发现死亡构成发生变化，于是研究烟草危害，美国于20世纪50年代对大约20万人随访44个月，发现吸烟越多，危害越大，主要表现在以肺癌为首的恶性肿瘤、呼吸疾病和心脑血管疾病，由于这些疾病，使吸烟者比不吸烟者平均少活10年。清朝万历年间烟草传入中国，1978年改革开放后卷烟流行加快，中国于2015年公布了大约70万人4年的随访结果，结果发现烟草危害无种族差异，并发现吸烟越早，危害越大。

无论东方还是西方，都发现随着戒烟时间的延长，烟草相关疾病的危害下降，早戒烟，早受益。比如30岁戒烟，比持续吸烟者平均多活10年（和终生不吸烟者相同）；40岁戒烟，比持续吸烟者多活9年；50岁戒烟，比持续吸烟者多活6年；而60岁戒烟，比持续吸烟者多活3年。在出现烟草相关疾病前主动戒烟，明显好于出现烟草相关疾病时再被动戒烟，疾病早期戒烟好于疾病中后期戒烟。因此，吸烟者常说的戒烟就患肺癌等疾病，是完全错误的。

上述资料说明，吸烟有害健康，戒烟有利健康，那么如何才能戒烟？

二、如何戒烟

吸烟者之所以成瘾，是因为烟草中的尼古丁。尼古丁通过烟雾吸入肺脏进入血液，作用于大脑，释放多巴胺，产生快感和愉悦感等。随着时间延长，尼古丁浓度降低，这种感觉消失，于是再次吸烟，长此以往这种循环，导致大脑对多巴胺的代谢异常，通过增加吸烟量才能维持，这便是烟草依赖，即尼古丁依赖，是一种慢性成瘾性疾病。长期吸烟者，常常伴有烟草依赖，一旦停止吸烟，便出现戒断症状，如坐卧不安、焦虑抑郁、睡眠障碍、脾气暴躁和渴求吸烟，大部分还伴有食欲增加和体重增加等，所以长期吸烟者戒烟困难，单纯戒断的成功率不到10%。这些烟民需要产生强烈的戒烟动机和决心，借助戒烟门诊的专业人员和戒烟热线的指导，通过戒烟药帮助戒烟。

常用的戒烟药物有尼古丁贴、尼古丁咀嚼胶，通过补充尼古丁，减轻戒断综合征，戒烟率可以提高1倍。另一种常用的戒烟药是伐尼克兰，商品名畅沛，对尼古丁受体具有激动和拮抗双重调节作用，戒烟率提高2倍以上。服用后产生部分激动尼古丁受体的作用，即产生欣快感和愉悦感等，缓解戒断综合征；同时对尼古丁受体有阻断作用，由于阻断了尼古丁受体，此时吸烟时不产生欣快感和愉悦感，使烟民失去了吸烟的快感，然后逐渐戒烟。

吸烟有害健康，吸烟越早、越多，危害越大，早戒烟，早受益。要想减少烟害，就要减少烟民，即未吸烟者不要吸烟，刚吸烟者停止吸烟，长期吸烟者尽快戒烟。

缓和医疗　让谁获益

北京协和医院　宁晓红

缓和医疗（Palliative Care，也译为姑息治疗），是为那些对病因治疗已无反应且生存期有限（包括恶性肿瘤以及非肿瘤疾病，如癌症晚期、慢性充血性心力衰竭晚期、慢性阻塞性肺疾病末期等）的患者及其家人提供的全面照护。它允诺帮助这些人获得尽量好的生存质量，不仅能帮助患者有尊严地离世，更能帮助家人获得内心平静。它通过跨学科合作，包括评估和控制症状，减轻精神、心理和灵性痛苦等综合方法实现这一目标。

跟随医学科学的现代化脚步，实施缓和医疗的能力日益成为所有医务人员需要掌握的基本技能。了解如何帮助人们获得"好"的死亡，是每一位医务人员的责任。不仅如此，在临床实践中，不知道如何照顾面对痛苦的生命末期患者，会给医务人员自己带来巨大的痛苦和困惑，甚至会质疑自己的职业理想和人生追求。

想更多了解什么是缓和医疗，更多知道它能让谁获益，先听我说三个案例。

案例一　71岁女性，10年前诊断肺癌，手术治疗。2年多前肺癌转移，未治疗，近2个月咯血，现在呕吐无法进食，查血红蛋白仅为2g，白蛋白24g，急性肾功能衰竭。急诊给予输液、输血，建议抽胸水，患者极度抗拒，只求快点结束这一切。急诊显然不是解决这类问题的最佳场所，医生只好建议家属换地方，家属说不知道去哪里。而这种时候，医生其实也不知道该去哪里。

案例二　32岁女性，有7岁和12岁两个儿子，由外地来北京看病。因"上腹痛黄染1个月"就诊，经检查发现：胰腺癌，伴有肝及双侧肾上腺转移可能，腹腔干、左肾动脉等大血管受累。麻醉科会诊给予了止痛方案，肿瘤内科认为已经是胰腺癌晚期，转移广泛，目前有肝功能损害和高胆红素血症，为化疗禁忌，可以考虑行经皮肝穿刺胆道引流术（PTCD）配合支架以姑息性减黄及保肝治疗，家属商量后一致决定回当地！可是患者对疾病并不知情，治疗和出院都由家属决定。所以，出院时她充满疑惑地问实习医生"为什么检查做了这么多，却突然让我出院？"在这个案例中，患者、家属和实习医生显然都深陷困境，因为"我还能（或者应该）做什么"这个问题，深藏在不能沟通的迷雾中，以致没人能找到答案。

案例三　28岁女性，因"发热、头痛"入院，病情变化迅速，很快就神志不清，经过检查，考虑是免疫介导脑脊髓神经病变可能性大。尝试了所有的治疗措施（激素、血浆置换等）没有任何改善。目前为气管切开接呼吸机，留置尿管、胃管，多处感染，消化道出血等多种情况。神经内科专业人士已经判定患者不可能恢复。患者的生活完全没有质量可言，她的父母虽不能接受女儿的状况，但似乎仍然希望奇迹发生，医生虽然多次劝他们去较小医院，但他们要坚持在这里维持现有治疗。这个案例中医生的建议不能满足家属和患者的需求，尤其是来自心理和灵性方面的，结果是各方当事人都要在折磨中苦苦支撑。

这种时候，患者恐惧、绝望，家人纠结、不舍，医务人员无奈、无助。可是你知道吗？面对这种全方位"绝"境，缓和医疗的思路和方法却异常清晰和明确：尽管疾病已经无法治愈，尽管死亡已经被预期，但剩下来的日子仍然能过好。怎样算好？九个字即可道尽——尽量无痛苦和有尊严！

请相信缓和医疗能帮我们大家找到这条通向"好死"和"善终"的道路，她可以让所有人获益！——逝者善终，生者善别，医者助人亦助己。不仅如此，当越来越多的人感受到蕴涵在缓和医疗中的高尚情操和人道精神时，全社会就能从个人生死角度出发，完成一次现代文明的洗礼和心智的升华！

正确认识"大肠癌"

北京医院　张永强

一、没有大肠癌症状的患者，不需要做肠镜检查吗

肠癌的症状在早期时多不典型，不容易引起患者的注意。结肠癌早期可有腹胀不适，消化不良，腹部隐痛，大便习惯改变（右半结肠癌多表现为粪便稀薄、有脓血、排便次数增多；左半结肠癌多表现为排便困难），大便隐血阳性等。而出现大便带血、脓血便、里急后重、便秘、腹泻、大便变细或形状发生改变等多提示直肠癌的可能。

对无大肠癌遗传性家族史且年龄≥40岁、具有以下一项者可视为结直肠癌的高危人群并行定期检查：①粪便隐血试验阳性；②一级亲属（父母、兄弟姐妹）曾患大肠癌；③本人有癌症史或肠息肉史；④具备慢性便秘、慢性腹泻、黏液血便、慢性结肠炎或慢性阑尾炎史中的两项及两项以上者。对有家族性腺瘤性息肉病（FAP）或遗传性非息肉病性结直肠癌（HNPCC）这两种遗传性大肠癌患者或家族成员，患大肠癌的风险明显增高。特别是患有FAP者，如不治疗，几乎所有患者在40岁以前均会发生恶变，所以更应定期体检和随访。

由于大肠癌早期多无症状或症状不典型，不易被大家重视；而一旦有了症状查出时多已偏晚。所以对于上述高危人群，即使没有症状，也应该考虑做肠镜检查。

二、便血一般就是痔疮，不需要担心吗

经常遇到患者将便血误以为痔疮，不去看医生，等到症状加重就诊时发现原来是大肠癌，错过了最佳诊治时机。

一般来说，便血的原因很多，痔疮、肛裂、结直肠息肉、结直肠炎、大肠癌特别是直肠癌等均可引起便血。但中老年患者，如果出现大便带血症状，要首先考虑大肠癌可能，以免误诊而耽误治疗。

痔疮特别是内痔最容易与早期直肠癌混淆，因为二者都以无痛性便血为主。但痔疮便血常为鲜红色血，不与粪便相混而是附于粪块表面；也可表现为大便前后的滴血，严重时呈喷射状，多在大便秘结时发生。而直肠癌患者的大便则常混有血液、黏液和脓液，多伴有大便习惯改变。痔疮可能发生在任何年龄的人身上；而直肠癌的患者多为中老年人。一般情况下，直肠指诊或结合肠镜就能很好地将二者区分开来。因此，有痔疮史的患者出现便血后切不可想当然地认为都是痔疮引起，应由医生进行必要的检查以明确诊断。

三、并发急性肠梗阻的患者，必须进行腹壁结肠造瘘吗

肠梗阻是指肠内容物不能顺利通过肠道从而引起腹痛、腹胀、呕吐和停止排便、排气为特点的急腹症，临床上对急性肠梗阻处理时机和方法不当会导致肠管的坏死、腹腔乃至全身的感染以及大量切除肠管导致的短肠综合征等。引起急性肠梗阻的病因较多，如肠粘连、肠套叠、肠扭转、炎症性狭窄、肿瘤等，其中肠道肿瘤引起的梗阻是老年人肠梗阻的常见原因之一。

不同病因的急性肠梗阻处理方法不同，可能为保守治疗或手术治疗。如果为粪块等引起的单纯性肠梗阻患者，常可经保守治疗而免于手术。但如果因为肠道肿瘤引起的，大多需要接受腹壁结肠造瘘。以免出现肠坏死或肠管破裂等而危及生命。

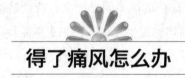

得了痛风怎么办

北京大学首钢医院　韩淑玲

一、什么是痛风

（1）痛风是历史悠久的疾病，最早西方人认为，痛风是"魔鬼咬住了脚"。古代痛风都好发于帝王将相和达官显贵，故也称之为"帝皇病"或"富贵病"。

（2）急性痛风性关节炎的特点是骤然起病，常发生于第一跖趾，关节剧痛难忍，严重时连走路也困难，入夜后疼痛加剧，往往无法入眠，一般疼痛在12小时左右达到高峰。部分患者有发热、寒战、头痛、心悸、恶心等全身症状，可伴有白细胞升高、血沉增快。

（3）消退时关节部位有脱屑、肤色变暗。间歇期可无任何症状。

（4）初次发作后若未经有效治疗，发作频率增加，间歇期缩短，症状加剧，炎症持续时间延长，受累关节数目增加。大多数第二次发作在初次发作之后6个月到2年之间。

（5）痛风石：其产生与高尿酸血症的程度和时间相关，痛风石核心为尿酸钠，周围为慢性炎症反应（巨噬细胞、上皮肉芽肿纤维增生），典型部位在耳轮、第一足趾、肾脏甚至心脏，为黄白色赘生物，形态不规则，可大如鸡蛋或小如芝麻，皮下痛风石破溃后有白色粉状或糊状物排出，长期不愈，沉积到关节内的痛风石导致持续关节肿痛、压痛、畸形、功能障碍。

（6）痛风的肾脏病变：高尿酸血症时，尿酸盐在肾内沉积引起肾脏病变，20%的痛风患者有进展缓慢的肾脏病，与病程长短及治疗好坏有直接关系，临床表现有腰痛、水肿、高血压、轻度蛋白尿、尿呈酸性或血尿，晚期可出现氮质血症及尿毒症。原发性痛风患者中约有20%有尿酸结石，男性多于女性，表现为腰及上腹部间歇发作性疼痛。

二、得了痛风怎么办

（1）合理控制饮食，低嘌呤饮食。

（2）摄入充足的水分，每天2000ml以上。

（3）生活要有规律。

（4）适当参加体育活动。

（5）采取有效的药物治疗。

（6）定期进行健康体检。

三、痛风患者怎么吃

（1）避免高嘌呤饮食，如动物内脏（尤其是脑、肝、肾）、海产品（尤其是海鱼、贝壳等）和浓肉汤含嘌呤较高；鱼类、肉类、豆类也含有一定量嘌呤。

（2）各种谷类、蔬菜、水果、牛奶、鸡蛋等含嘌呤最少，而且蔬菜、水果等属于碱性食物，有助于降尿酸，应多进食。

四、食物中嘌呤的含量

1.嘌呤含量50～75mg　蘑菇等菌菇类、花菜、芦笋、菠菜、豌豆、四季豆、青豆、菜豆、麦片、鸡肉、羊肉、白鱼、花生、花生酱、豆类及制品。

2.嘌呤含量75～150mg　鲤鱼、带鱼、鳕鱼、鳝鱼、大比目鱼、鲈鱼、梭鱼、鲭鱼、鳗鱼、贝壳类水产、熏火腿、猪肉、牛肉、鸭、鹅、鸽子、鹌鹑、扁豆、干豆类（黄豆、蚕豆等）。

3.嘌呤含量150～1000mg　动物肝脏、肾脏、胰脏、脑、沙丁鱼、凤尾鱼、鱼子、虾类、蟹黄、酵母、火锅汤、鸡汤、肉汤、肉馅。

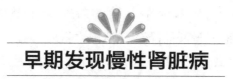

早期发现慢性肾脏病

北京医院　吴　华

进入21世纪，慢性肾脏病（chronic kidney disease ，CKD）已经成为全球

继心脑血管疾病、肿瘤和糖尿病后严重威胁人类健康的一大公害，其医疗费用高昂，病死率也很高。然而，目前对CKD的认知率、诊断率、治疗率仍然很低。据中国流行病学调查数据初步结果显示，北京地区18岁以上人群CKD的患病率为13.0%，各种CKD患者总数可达143万（全国CKD患者可达1亿多），而这些患者的知晓率却很低。CKD早期表现往往相当隐匿，多数患者起病时无明显症状，不容易引起重视，部分患者在发现时已经进入终末期肾病，而失去了早期治疗的机会。因此，积极控制CKD的发生、发展，已成为各国政府、卫生部门和全社会的重要公共卫生任务之一。

一、什么是CKD

CKD是指肾脏发生的病变或损伤，如各型肾小球肾炎、肾小管间质性肾炎（病）、肾血管病变，病程超过3个月；或肾小球滤过率（GFR）<60ml/（min·1.73m²），超过3个月。根据GFR不同，将CKD分为5期。1期：有肾损伤，但GFR正常（>90ml/min）；2期：GFR轻度下降（60～89ml/min）；3期：GFR中度下降（30～59ml/nin）；4期：GFR重度下降（15～29ml/min）；5期：肾衰竭期（GFR<15ml/min），准备进行或需要进行肾脏替代治疗。CKD的分期有利于对患者采取相应的防治措施，也有利于患者了解自己的病情。

二、哪些疾病可以发展为CKD和慢性肾衰竭

对于既往没有肾脏疾病，但已经存在发生肾脏损伤危险因素的患者，如糖尿病、高血压、高脂血症、痛风或高尿酸血症、吸烟、肥胖者，如果血糖、血压、血脂等指标控制不达标，逐渐出现了微量白蛋白尿或持续蛋白尿，容易进展至CKD和慢性肾衰竭。还有长期应用对肾脏有损伤的药物（无论西药或中药），也会出现CKD和慢性肾衰竭。各型肾小球肾炎（如IgA肾病、狼疮性肾炎、紫癜性肾炎等）、淀粉样变肾病、骨髓瘤肾病、血管炎肾损害等，长期持续大量蛋白尿不缓解、慢性肾盂肾炎、遗传性多囊性肾病，或在初次就诊已经存在肾功能异常者，或未能很好坚持随诊治疗者，较容易发展至慢性肾衰竭。

三、如何早期发现CKD

CKD的早期阶段大多无自觉症状，如果不进行尿液、血液与影像学的检

查，很难早期发现。因此，要做到早期防治，就必须先做到早期诊断。要提高全民健康体检意识，政府也要增加投资，应从中小学学生开始，广泛开展尿液常规检查，每年至少检查1次，这样才能使CKD在无症状的早期阶段就得到明确诊断。对于老年人，建议每年进行1次全面体检。对于已有糖尿病、高血压等的肾脏病高危患者，应定期每3~6个月检测1次尿常规或尿白蛋白排泄率，并进行肾功能、肾脏影像学检查。应推广和普及尿微量白蛋白的检测（尿白蛋白/肌酐），它比尿常规检查方法更敏感，比尿蛋白排泄率检查更方便，可早期发现糖尿病肾病、高血压肾损害等肾脏病变，是肾脏损伤早期诊断的敏感指标之一。对于肾小球滤过功能的评价，建议应用公式（如MDRD公式，Cockcroft-Gault公式等）计算GFR，或放射性核素法测定GFR。我们要努力做到早期筛查、定期检查，并提高普查的质量，规范检验方法和检查项目。对于检查或筛查有异常的患者，应该督促其尽快到医院肾脏内科就诊。对肾脏病的诊断要求包括以下几项内容：①肾功能的评估，如CKD分期；②与肾脏病分期相关的并发症，如肾性高血压、肾性贫血、肾性骨病等；③肾脏病的合并症。对于肾脏病的诊断，应积极推广肾脏穿刺活检术，使患者得到明确的病理诊断，且利于医师采取恰当的治疗方案并估计预后，使患者能够遵从医嘱，更好地配合医师的治疗。

四、如何提高CKD的治疗率

积极治疗各型、各期肾脏疾病，可以显著延缓其进展速度，推迟进入终末期肾病的时间，从而减少需要肾脏替代治疗的高额费用。要达到这个目标，需要从多方面做起。一方面，努力提高广大患者对CKD防治的认识，提高对疾病的知晓率、治疗率和治疗达标率。倡导市民积极参加健康体检，定期检查尿常规和肾功能，使患者了解慢性肾脏病的发展和预后，让患者知道如何配合医师的治疗方案，如何监测各项实验室检查指标，如何达到较好的治疗效果，使各项异常指标达标，何时需要进行肾脏替代治疗的准备。应通过各种宣传方式、各种讲座，提高广大市民的医学知识和防病常识，教会患者学习自我管理。另一方面，提高广大医务人员对CKD的防治水平和基本知识。特别是针对基层医院的医师、全科医师、社区医师、体检医师、大内科医师等进行肾脏病相关知识的继续教育，学习如何管理慢性肾脏病患者，如何预防加速肾病进展的各种危险因素，如何治疗各种并发症，如何提高治疗率和治疗达标率。应在卫生行政部门的大力支持和扶持下，建立社区、基层医院对CKD患者的长期监测和随访制度、体系。

CKD作为一种"沉默"的疾病，可悄无声息的缓慢进展。CKD后期并发症多、预后差，医疗费用明显增加。因此，提高对CKD的认识，早期发现、早期诊断、早期治疗，对减少和延缓CKD的发生、发展具有重要意义。

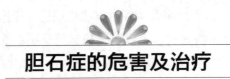

胆石症的危害及治疗

首都医科大学附属北京世纪坛医院　朱　斌

胆囊及胆道系统的结石统称为胆石症，胆石症按结石所在部位的不同可分为胆囊结石及胆管结石。胆管结石包括胆总管结石、肝总管结石、左及右肝管结石、肝内胆管结石等；胆管结石又可分为原发性及继发性胆管结石，原发性胆管结石即在胆管内形成的结石，继发性胆管结石则是从胆囊经胆囊管掉入胆道的结石，胆管结石中以继发性胆总管结石多见。

胆囊结石是常见病，约50%终身无症状。也可引起中上腹或右上腹闷胀不适、嗳气和厌食油腻食物等消化不良症状，酷似"胃病"。症状常于饱餐、进食油腻食物后出现。胆囊结石阻塞胆囊管而引起胆绞痛和急性胆囊炎，多表现为右上腹疼痛；严重者，可导致胆囊坏疽或穿孔；胆囊炎反复发生致胆囊功能减弱或消失。由于胆囊收缩，较小结石可能通过胆囊管进入胆总管，即继发性胆总管结石，而发生梗阻性黄疸，甚至急性胆管炎、急性胰腺炎。严重者均可危及生命。

一、胆石症的危害

胆囊结石可引起急性胆囊炎（反复发作）、胆囊坏疽或穿孔；胆总管结石；胆囊癌（与胆囊结石有较密切关系）等。

胆总管结石可引起梗阻性黄疸、急性胆管炎、急性胰腺炎。后两者后果有时很严重，甚至危及生命。

二、胆石症的治疗

总的说来，胆石症应该手术治疗。

胆囊结石伴明显症状或反复胆囊炎发作，应行腹腔镜胆囊切除手术；无症状的胆囊结石一般不需手术，定期检查（B超）即可，但对以下无症状的（B超发现）胆囊结石也应考虑手术。

（1）胆囊结石数多、体积较小，易落入胆总管。

（2）胆囊结石直径大于2.5cm，超过10年。

（3）胆囊颈部结石嵌顿。

（4）胆囊充满结石或胆囊萎缩。

（5）胆囊钙化或"瓷瓶样"胆囊。

（6）胆囊结石并有胆囊息肉样病变（不能除外肿瘤）。

（7）胆囊结石伴胆囊壁增厚。

（一）胆囊癌的特点及其与胆囊结石的关系

（1）胆囊癌恶性程度极高，预后差。

（2）胆囊癌合并胆囊结石是无结石的10~30倍。

（3）胆囊结石时间越长，发生胆囊癌机会越大。

（4）随胆囊结石增大，胆囊癌发生率增加，直径3cm的胆囊结石发生胆囊癌的机会是1cm胆囊结石的10倍。

（二）胆囊结石的治疗

胆囊结石和肾结石不一样，肾结石可以碎石、排石治疗，但胆囊结石不宜行碎石、排石等治疗，因为胆囊结石在排石过程中很容易阻塞胆囊管，导致急性胆囊炎；阻塞胆总管下端，导致急性胰腺炎或急性胆管炎，甚至危及生命。

（三）胆总管结石的治疗

目前，胆总管结石均应及时就诊和治疗，包括腹腔镜、胆道镜及十二指肠镜，二镜或三镜联合的微创治疗。

（1）经内镜逆行胰胆管造影取石术（ERCP）。

（2）腹腔镜胆总管探查取石术（经胆囊管）。

（3）腹腔镜胆总管探查取石术（经胆总管切开）。

（四）胆囊结石合并胆总管结石的治疗

1.腹腔镜胆囊切除术联合ERCP取石

注意事项：①尤其适用合并括约肌功能障碍或乳头狭窄者。②手术高危患者，可仅行胆道支架引流；待能够耐受手术后再行彻底治疗。③年龄小者应慎重。④对个别体积较小的胆总管结石、肝硬化或凝血功能较差者，可通过内镜下球囊扩张十二指肠乳头取出结石，减轻对括约肌的破坏及降低出血发生率。⑤ERCP取石术后并发症包括急性胰腺炎、急性胆管炎、十二指肠穿孔及出血等。⑥由于破坏了十二指肠乳头括约肌，可能导致肠液反流，引起胆管炎、胆管再结石等。

2.腹腔镜胆囊切除术联合腹腔镜胆总管探查取石术

包括通过胆囊管探查胆总管取石及通过切开胆总管取石，此两种方法均一次手术同时处理胆囊结石和胆总管结石，保留括约肌功能。注意事项如下。

（1）通过胆囊管探查胆总管取石　①术后恢复与腹腔镜胆囊切除术相同；②对胆囊管进行扩张，胆道镜取石；③对胆总管结石，应首先考虑该法。

（2）通过切开胆总管取石　①适用于胆总管结石经胆囊管取出困难者；②在胆总管有炎症情况下应放置T管引流管；③一期缝合可以减少T管相关并发症。

胆总管一期缝合适应证：①胆总管内结石已取净；②下端通畅，无狭窄及水肿；③胆总管直径一般大于8mm或10mm。

目前，在有效性及安全性方面，腹腔镜胆囊切除术联合ERCP取石、腹腔镜胆囊切除术联合腹腔镜胆总管探查取石术（经胆囊管）和腹腔镜胆囊切除术联合腹腔镜胆总管探查取石术（经胆总管切开）这三种方法效果相似，各有优缺点，首选腹腔镜胆囊切除术联合腹腔镜胆总管探查取石术（经胆囊管）的方法。同时，术前必须综合考虑患者病情、可利用设备、医生内镜及腹腔镜水平等因素，采取个体化方案。

总之，胆石症包括胆囊结石及胆管结石（继发性胆总管结石多见）；"胃疼"有可能是胆囊结石；胆囊结石患者忌暴饮暴食；胆囊结石伴明显症状或反复胆囊炎发作者，应行腹腔镜胆囊切除术；无症状胆囊结石一般不需手术，定期检查（B超）即可，但有一些无症状的胆囊结石也应行腹腔镜胆囊切除术；碎石、排石等保守方法治疗胆石症不可取；胆囊结石合并胆总管结石应及时就诊和治疗，首选腹腔镜胆囊切除术联合腹腔镜胆总管探查取石术（经胆囊管）。

八、中医保健

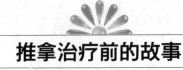

推拿治疗前的故事

北京中医药大学东方医院　沈　潜

"医生，我怕辐射，可以不拍片子吗"。这是推拿科医生每天出门诊时，都会多次听见的一个问题。说起辐射来，没有人不害怕，但是"拍片子"真的会有那么大辐射吗？今天我就告诉大家几个"拍片子"的小常识。

其实，很多老百姓对"拍片子"的各种类型及其特点不清楚，所以才会有担心"拍片子"会有辐射。通常在医院做的"拍片"检查包括B超、X光、CT以及核磁共振。

核磁共振和B超没有电离辐射，这两种检查就算短时间内反复做，对人体的伤害也是微乎其微的。目前在国内外，已经有很多医院开展了胎儿畸形的核磁共振检查。

常规的诊断性X射线检查，包括X光和CT。这两种检查所用X射线的剂量很小，被严格限制在安全剂量之内。随着技术的进步，现在医院用的大多数是数字成像，相对于以前的X光、CT检查的辐射量更是大大减小。打个比喻，一次X光检查，相当于坐飞机飞行2万公里的辐射量，所以辐射量是微不足道的。

更何况，我们生活中的辐射无处不在，即便过安检、看电视、晒太阳、坐飞机甚至每天呼吸的空气、吃的食物也都存在辐射，只是量非常少，人们感觉不到它的存在，也不会对人体造成伤害。

那么，推拿前为什么要拍片子呢？

中医推拿治疗前也需要明确诊断，将辅助检查结果与医生的"手摸心会"相结合，才能对病情有所把握。另一个重要原因就是排除推拿的禁忌证，比如椎体的结核、肿瘤、严重骨质疏松等。

下面分享几个典型的患者自觉没事，片子很严重的病例。

病例一：女，65岁。左肩疼痛伴活动受限4个月。左肩关节X线示：左肱骨头内可见不规则高密度骨性病灶，直径1.4~1.5厘米，病灶呈混杂密度，边界清晰，肩关节间隙正常，关节面光滑，局部软组织密度无肿胀。考虑左侧肱骨头内占位性病变，内生软骨瘤可能性大。

病例二：男，35岁。左膝关节痛数月，疼痛夜间明显，并逐渐加重。膝关节正侧位X线片示：左股骨下端后部偏外侧有溶骨性改变，骨质破坏；并有新骨形成。考虑为恶性骨肿瘤，不排除骨肉瘤。

病例三：女，61岁。腰痛伴左下肢不适2月余。腰椎MRI示：第4、5腰椎及其椎间盘中后部有密度增高影，应排除肿瘤、结核和感染等疾病。

小贴士

（1）为了明确诊断，做一些检查是必要的，不要心存"我没事"的侥幸心理，更不必担心辐射问题。

（2）如果需要推拿治疗，一定要到正规医院的推拿科，避免因为诊断不清而导致的意外发生。

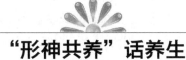

"形神共养"话养生

北京协和医院　梁晓春

古往今来延年益寿都是人类最美好的愿望，养生保健自然就成为人类永恒的主题和社会关注的热点。在五千年的历史长河中，我们的祖先积累了许多养生健体的方法和经验，中医养生集中了儒、道、佛及诸子百家的思想精华，养生强调"形神共养"。

一、养神

中医养生首先强调的是养神。所谓"神"就是人生命的外在表现，中医认为"心藏神"，所以也叫养心神。养神重在静，要少私寡欲以宁神，怡情养性以调神，勤于用脑以益神。

1.少私寡欲以宁神　中国人经历了先是穷得不行；后是累得不行；现在

是烦得不行。为什么烦，症结就是欲望。有人为了钱不择手段；有人为了财链而走险；有人为了官企踵权豪；有人为了色狗苟蝇营，"华其外而悴其内"。《内经》告诉人们，健康的钥匙就是"恬淡虚无""高下不相慕""志闲而少欲，心安而不惧"。达到这种境界，是谓"得道"，"自然之道，乃长生之诀"。

2. 怡情养性以调神　人有七情六欲，难免有喜怒忧伤。情绪的异常变化常常可以使人体气机升降失常，气血运行紊乱，从而引发各种疾病。"怒伤肝""喜伤心""思伤脾""悲伤肺""恐伤肾"，说的就是情志致病。现代医学叫心身疾病。情绪可以左右健康，心境绝对影响预后。不少癌症患者都有负面情绪为先导，肝气郁结，气滞血瘀，瘀久成块，是瘤抑或癌。因此，每个人在生活和工作中都要不断学习，怡情养性，以乐养生。"不义而富且贵，于我如浮云"。

3. 勤于用脑以益神　常言道：脑子越用越灵，镜子越擦越亮。但这一点却常常被养生的人们所忽视。著名医家孙思邈勤奋治学，于百岁之时先后写成《千金要方》和《千金翼方》两部医学巨著，他强调用脑防衰，百岁时犹能"视听不衰，神宗甚茂，脑健耳聪，晚而自保"。科学研究也证实，对外界事物做出反应的速度快慢，决定人寿命的长短。勤用脑的人，对外界事物的反应速度比少用脑的人要快。反应迟钝的人比反应迅速的人过早死亡率高出2倍多。勤于用脑，不仅可以延缓脑细胞的衰老，而且可以使老年人保持良好的思考能力。相反，如果懒于用脑，就会加速迟钝、昏聩。

二、养形

《吕氏春秋》中首次提出了"动形达郁"。认为"流水不腐，户枢不蠹，动也。形气亦然，形不动则精不流，精不流则气郁……"。意思是说人体精气血脉畅流不息是体健寿长的基本保障，若郁而不畅，气滞血瘀，精气不生，就会引起疾病的发生。还强调要"趋利避害"，顺应自然养生防病，合理饮食养其形，运动锻炼强其形。

1. 顺应自然调其形　人是一个有机的整体，和自然界息息相关。自然界的一切变化都会对人的生理和病理产生影响。因此，必须使自己的生物钟与大自然周而复始的生息变化规律和谐合拍。具体地说，就是要在起居、衣着、居处、劳逸、睡眠、房事等方面做到"顺时摄养"，才能达到"阴平阳秘，精神乃治"。

四季变化与疾病发生也密切相关，如春季多温病，夏季多暑热，长夏多湿热，秋季多燥病，冬季多寒证。善养生者"春应肝而养生，夏应心而养长，长夏应脾而养化，秋应肺而养收，冬应肾而养藏。"而现在的年轻人及中年人违背人体生物钟的节律，"黑白颠倒"，我行我素，上今天的班，睡昨天的觉，花明天的钱。每个人都要检查自己是否遵循自然规律，是否存在不良的生活方式，以便审证求因，养生求本。

2.合理饮食养其形 早在几千年前，《黄帝内经》中就告诉我们应该"吃什么"，它提出了"五谷为养，五果为助，五畜为益，五菜为充，气味合而服之，以补精益气"的膳食配伍原则。它还告诉人们应该"怎么吃"，也就是饮食有节，不可暴饮暴食，避免五味偏嗜。"五谷为养"，是指以五谷作为人体赖以生存的主食；"五畜为益"，是指五畜（蛋白质）有益于五脏精气的化生；"五菜为充"和"五果为助"，是说蔬菜果品对五脏精气有充养和辅助作用，并告诫人们"谷肉果菜，食养尽之，无使过之，保其正色"做到膳食营养均衡。

3.运动锻炼强其形 "动则不衰"是我们中华民族养生、健身的传统观点。运动可以提高身体新陈代谢，改善心肺功能，增进脑和全身的血液循环；增加胃肠蠕动，改善消化功能，保持大便通畅，提高机体抗病能力；使各组织器官充满活力，延迟衰老的进程。适度的体育运动，还可以使人的生活和工作充满活力和乐趣；可以帮助建立生活的规律和秩序，提高睡眠的质量，保证充足的休息，提高工作效率。运动的形式可以因人而异，传统的五禽戏、大雁功、太极拳及易筋经等，都可以使周身关节、腰背及四肢得到充分的舒展，起到强身健体、舒筋活血的功效。

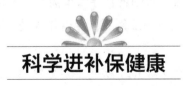

科学进补保健康

北京中医药大学东方学院　韦　云

随着年龄的增大，人体自然会发生器官老化、功能衰退，老年人会感觉到精力、体力下降。而随着人民物质生活水平和健康意识的提高，老年人对自己身体状况更加重视。但是，很多老年人又走进了过度、盲目进补的误区。

中医治疗疾病，有汗、吐、下、和、温、清、消、补八个方法，其中的补法适用于虚损性疾病，有一定的抗衰老、提高脏腑功能的作用。那么，老年人应该如何科学进补以改善健康呢？

一、了解自己，小心误区

很多老年人，一旦出现了任何症状，不问青红皂白，不管寒热虚实，都以为自己"虚"，一律用"补"法。从中医临床来看，属于"虚证"的疾病只占很少一部分，需要用补益的药物；相当多的老年患者属于"虚实夹杂证"，需要在医生的指导下有针对性地进行疏泻消补；还有一部分属于"实证"，即体内有热、湿、寒、瘀、积等，不适合进补。补法就是采用中药或药食同源的食品，利用其益气养血、健脾补肾、养阴补血等功能，改善或纠正人体的气血阴阳和脏腑的虚损或不足。中医的"补法"，有改善功能和补充物质的作用，从而达到治病的效果。虚证要分阴阳气血的不同，比如气虚会气短乏力、容易外感、容易疲劳；血虚会心慌头晕、面色恍白或萎黄无华；阴虚会口干舌燥、皮肤干燥、大便干燥、五心烦热；阳虚有畏寒肢冷、大便溏泄、腹部冷痛、关节冷痛等。虚证要辨析脏腑病位，如心气虚则心悸、失眠；脾气虚则乏力、纳差、便溏；肾阳虚则水肿、怕冷等等。所以，使用补法，要分病性和病位。

二、判断证候，虚者补之

人到老年就像一辆从新到旧的"老爷车"，基本要求是继续前行，不能猛加油、提高速、长途疲劳，否则就会导致车辆提前报废；如果在平坦的路上，慢悠悠地开车，车辆使用时间反倒更长。老年人的进补和"老爷车"的使用是一个道理。

按照中医理论，一个人发生了疾病，要分寒热、虚实、阴阳、表里的不同性质，还要判断疾病的脏腑经络病位。有很多疾病，不一定单纯出现虚、寒、热、实证，有些病证会是夹杂证候，比如寒和湿邪，风和热邪，湿和瘀血，气滞和湿阻，瘀血和痰凝等交织在一起。这种证候称兼夹证候。比如有些老年人出现了乏力、畏寒肢冷、喜暖、容易感冒等一系列气虚或阳虚的症状，但是舌苔黄腻，脉弦滑，说明不仅有气虚或阳虚的虚损证候，还有痰湿或痰热的兼夹证候，这样就不能采取单纯的补益方法。

三、科学进补，掌握原则

老年人随着身体功能的减退，适当增加一些具有补充能量、调节功能、预防疾病的食品和药品，对于改善身体功能，改善症状，有一定帮助。但是，中医进补讲究辨证施治。人体大致有9种体质，其中4种是虚性体质，包括阴虚、阳虚、气虚、血虚；4种是实性体质，包括气郁、痰湿、痰热、瘀血；还有1种是平和的。要根据个人体质来选择不同的养生方式，虚性体质可以进补，实性体质要忌补。所谓"虚则补之，实则泻之"。切忌跟风进补，别人吃什么，自己也跟着吃。

中医认为，人体受自然影响，即"天人相应"。对应四季为"春生、夏长、秋收、冬藏"。春天适合用升发的食物，像香菜、茴香、香椿等，促进人体宣发，气机宣畅，使脏腑逐渐复苏；夏天适合营养代谢快、清淡、祛湿的食物，如藿香、薄荷、荷叶、薏米、藕荷等；秋天适合收敛、养阴的食物，以养阴润肺，如百合、银耳、荸荠等；冬天应用补脾肺、益肝肾、助阳气等食物，如桂圆、山药、姜等。

老年人进补要掌握以下原则。第一，先食品后药品，选择药食同源、具有一些滋补功能的食品为主，如银耳、山药、梨、萝卜、大枣、海参、百合、肉桂等。第二，宁缓勿急，在进补时要用和缓的、温和的方法，切勿急补，大补，峻补，以免适得其反。第三，要中病即止。症状改善后要及时停止，切忌一味不断地进补，这样会助湿生热，反而造成新的失衡。

个体化养生

北京中医药大学　王　琦

养生不可盲目，应树立科学观。科学的养生观中关键的一方面就是要有个体化的养生观。世界上没有完全相同的两片树叶，同样，世界上没有两个完全相同的人，这种不同就是个体差异。个体之间存在的差异性就要求养生要采用个体化的方法进行，找到个体的特色方法。对于个体差异，美国健康专家阿特金斯医生说了这样一段话："都是有着不同的基因倾向、不同的历史，不同的需要克服的健康问题、不同的饮食口味和不同的代谢反应的个体，没有一个可以适合所有人的饮食"。有这些不同，再加上每个人教育背景不同、社会地位不同、经济收入不同、地域环境不同、饮食习惯不同，那当然每个个体的健康就不同。在这种不同当中，就形成了不同的体质状态类型。经过三十几年的研究，我们采用模块式的方法，把人群分成了九种。这九种体质就是平和质、气虚质、阴虚质、阳虚质、痰湿质、湿热质、血瘀质、气郁质和特禀质，个体化的养生就是要根据不同的体质来进行各有侧重的养生。

比如痰湿体质的人，常表现为腹部肥满松软，向心性肥胖，身体沉重不轻松，额部油脂分泌多，上眼睑肿胀，口中黏腻，舌苔厚腻，夜里头还会打鼾，这样胖乎乎的、油腻腻的、肚子大大的人就是痰湿体质，总结起来即"光彩照人，肚大腰圆"。痰湿体质的人容易患中心性肥胖、高血压、高脂血症、糖尿病、高尿酸、痛风、多囊卵巢综合征等代谢相关的疾病。痰湿体质是这些疾病发生的共同土壤。也就是说，当得知体质为痰湿体质时，就可以对其好发的相关疾病有一个预测，并采取相应的健脾利湿、化痰泄浊的预防措施。通过饮食清淡，起居环境不宜潮湿，长期坚持散步、慢跑等小量运动锻炼以及相应的药食调养来进行养生。

又如阳虚体质，这类人自身阳气不足，表现为手、脚发凉，胃脘部、背部或腰膝部怕冷，不能耐受冬季、空调或电扇等的寒冷，大便稀溏、性格沉静、内向等。阳虚体质的人就应当采用补肾温阳，益火之源的原则进行调体养生。可多食用牛肉、羊肉、韭菜、生姜等温阳之品，生活起居应以温暖为宜，注意保暖，经常做一些舒缓柔和的运动。

再如血瘀体质，这种体质类型就像是人体的河道堵塞了。常表现为皮肤在不知不觉中出现青紫瘀斑，面色晦暗，容易出现暗斑或"钞票纹"，口唇颜色偏暗，舌质暗，有瘀斑等。这种体质的人容易得心脑血管疾病。血瘀体质人群可以在活血祛瘀、疏利通络的原则下调体养生。多食具有活血、散结、行气等作用的食物，少食肥肉等滋腻之品。生活要规律，不可过于安逸，要经常进行一些伸展类的运动项目，且持之以恒。

最后，以气虚体质为例，气虚体质是以气息低弱、脏腑功能状态低下为主要特征的体质状态。常常表现为容易疲乏，气短，稍有运动就气喘吁吁，喜欢安静，语低懒言，易出虚汗，抵抗力低下，容易感冒。气虚质的调体原则是培补元气、补气健脾。应多食用补气健脾类的食物，少食耗气之品。生活起居避免熬夜，避免劳累及运动后受风。适宜做一些柔缓的运动。

总之，九种体质是个体化养生的基础。每个人根据自身不同的体质状态，进行个体化的养生保健才是科学的养生保健方法。

将养生之道概括为"中医保健六要歌"：

一辨体质分九种，因人制宜各不同；

二顺四时适寒温，人与自然自相通；

三养心神调情志，精神爽朗沐春风；

四调饮食需均衡，少而清淡不肥壅；

五适运动持以恒，流水不腐筋骨松；

六慎起居谙规律，劳逸适度精力充；

把握保健六要诀，健康自在我手中。

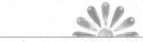

中风病患者的家庭康复

北京中医药大学东方医院　王嘉麟　董　斐

中风病（脑卒中）是临床的常见病，多发生于中老年人，在中风病的急性期（发病后两周内），患者一般在医院接受了比较充分的临床治疗，但是基于中风病的特点，患者在进入恢复期后仍可能伴随各种功能障碍的后遗症，比如瘫痪、失语、失认、吞咽困难、痴呆等。

对于从医院出院的中风病恢复期及后遗症期的患者，家属可以帮助患者在家进行家庭康复。对于老年中风病患者，家庭康复的主要目的是最大程度恢复老人日常生活活动能力和生活自理能力。日常生活活动虽然是老人身边的一些琐碎小事，如起床、清洁卫生、脱衣、穿衣、饮食、如厕、乘坐轮椅等，但这些动作的完整性却是维持老人独立生活所不可缺少的。更重要的是，可以减少老人精神压力，增加生活乐趣，提高老人的生活质量。

患者的脑卒中病情轻重不同，日常生活动作锻炼目的也有所不同。若患者能做到从口进食、按时大小便、自己翻身、坐起等以上数种日常生活动作，既可部分生活自理，又可预防肺炎、压疮、泌尿系统感染。脑卒中偏瘫的患者可进一步训练起床、穿衣、洗漱；不全瘫痪及轻瘫的老人还可训练洗澡、料理家务、散步等活动。

有的患者在脑卒中后，对自己生活活动能力缺乏信心。在患病初期，心理上总认为自己无所作为，感到悲观失望。因此，除对老人进行精神鼓励和支持外，日常生活活动的早期康复训练是不可缺少的。从生活上的一些小动作开始，当患者自己能够完成时，心理上就会建立起独立生活的信念，从而对康复医疗充满信心，最后取得成功。

家属要为脑卒中患者的日常生活活动训练创造一些有利的条件，准备一些辅助工具，如特制器具、家具、衣服、扶杖等，使患者能借助它们，提高日常生活活动能力。脑卒中患者的日常生活动作锻炼和其他一些康复锻炼是分不开的，日常生活动作锻炼必须在坐位锻炼，上肢锻炼、下肢锻炼的基础上，它们可作为日常生活动作锻炼前的准备训练。

日常生活动作训练的内容有以下几个方面。

1.饮食动作 饮水不仅是简单的咽部吞咽动作，也要依靠口腔复杂的动作协同完成。若考虑到把水送到嘴边的过程，还需要手的握持、上臂的举物等动作以及上肢的平稳、准确动作。因为拿杯子、瓶子与水壶的动作比用汤匙及端碗容易，所以饮水的动作根据难易程度，开始为管饮、壶饮，进而用杯、用匙。使用筷子需要较高的技巧，需要较长时间的训练，要耐心地、反复地练习。脑卒中患者因把持能力和协调性差开始时不能很好地完成进食动作，最初可不用任何食物，仅练习手指动作和模仿进食，练习用筷、用匙。经过反复练习后，再摄取饮食。

2.洗漱动作 重度瘫痪患者不能行走，可坐在床上洗漱。中、轻度瘫痪患者要能逐步步行到卫生间，开始时用健手洗脸、漱口、梳头，以后逐渐锻炼患手或者用健手协助患手。洗脸时要固定好洗脸盆，以防弄翻。洗脸水宜用温水，患手泡在水中，健手协助按摩，并去掉指甲间污垢。

3.更衣动作 基本要求是能保持坐位姿势及一侧上肢具有一定的活动能力。因此，应在脑卒中发病早期对患者健侧上肢各关节进行最大范围的活动与肌力训练。衣服条件的改善可便于患者的穿脱，一般来讲患者的衣服应宽大、松软、平滑，使患者穿脱方便，穿着舒适。鞋带、腰带改用松紧带，或腰带一端装上一个小夹子或别针（用于固定腰带在衣裤上），这样在脱衣、裤时，就会带来不少方便。

4.大小便训练 脑卒中初期有尿潴留的患者，可用压迫下腹排尿方法定时排尿。要鼓励脑卒中男患者站立、女患者坐马桶小便，病情好转后，可坐轮椅去厕所，开始时应有家属陪送。在厕所内最好能安装电铃信号设备，患者如有不适，可以按铃呼叫，防止患者在厕所内发生晕厥、摔倒等意外。蹲式便桶不如坐式便桶，蹲坑式可加用板凳，厕所墙壁最好装有扶手。对大便干燥的老人，可通过饮食及药物调整。

5.家务活动 家务活动种类繁多，而且所需动作又非常复杂。但是，家务活动的内容不仅实用性强，而且能引起病残者的活动兴趣。如整理内务、取放衣物、收拾房屋、整理床铺、整理杂物、清洁环境、装饰布置、美化环境、打扫庭院、维护和浇灌花草、选购食物、清洁食具和茶具、教育与辅导子女、社交活动、联系亲友、通信及打电话等。家属还可改造某些设施，如洗碗时，可在水龙头旁装把刷子，用来洗碗筷等；在水池底部放一块橡皮垫，以防滑动；易采用轻质塑料制品代替不锈钢或陶瓷制品。

这类动作涉及很多高级的智能活动，因此，不仅躯体运动能力要达到一定的条件，而且脑功能也需要有一定程度的恢复。反过来说，这些活动不仅是肢体能力的训练，同时也是对脑功能的一种训练和提高，患者应先从容易掌握的简单动作做起，循序渐进，持之以恒。

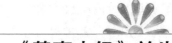

《黄帝内经》养生要诀——
从"精神内守"到"恬淡虚无"

北京市房山区中医医院　王勇奇

众所周知，合适的心理活动在人的健康维护方面占50%的权重。而现实情况是很多人的"心"有点难安，神慌乱，魂不守舍，所以病不断。一部分人看似形体比较健康，实际比较"糠"。怎么办？有一条可行的途径就是从中医经典中寻找方法。

中医学的神涵盖了诸多内容。中医认识的七情（喜、怒、忧、思、悲、恐、惊）和六欲（眼、耳、鼻、舌、口、身）是与脏腑相配属：

心—喜—舌

肝—怒—目

脾—思—口

肺—悲忧—鼻

肾—惊恐—耳

脑—意—身

七情和六欲对脏腑的生理、病理均能产生作用。在合适的区间能有益于生理状态，一旦突破合适区间就会产生损害，引起身心疾病，严重和（或）持久的作用甚至可以引起癌症。

正是有七情、六欲和五脏的配属，以及生理病理的密切关系，按照五行生克制化的规律，情志之间也能相互生克制化。但是实际操作起来太繁琐。深入品读《黄帝内经》，发现古人已经给出过诸多的简要养生方法。本文摘选其中一条："恬淡虚无，真气从之，精神内守，病安从来"。

恬：安，静。淡：稀薄。恬淡：安静少欲。虚无：虚是极大，无是极小。这样恬淡虚无是一种养生的身心状态。在实践中我们发现，由"精神内守""恬淡虚无"达到"真气从之""病安从来"的养生状态是切实可行，确有效果的。

其中，对于精神内守的基本要求是把身体皮肤感觉成一个"壳"，将"精神意念"收在"壳"内，不要外泄，这样精气和神气与意念相融，留在体内，留存于五脏六腑之间。时间长了，做到物我两忘，就"恬淡虚无"了。身心会"不受干扰"地自然协调，诸多的疾病就逐渐化解痊愈了。

要想做好，必须处理好五种关系：我与人的关系；我与物（环境）的关系；舍与得的关系；我与自己的关系；一天中七情六欲与恬淡虚无的关系（时间比例）。

需要提醒的是，如果不养精神，即便有药物及针灸治疗，疾病也很难痊愈。比如在《黄帝内经·汤液醪醴论》中载"帝曰：形弊血尽而功不立者何？岐伯曰：神不使也。帝曰：何谓神不使？岐伯曰：针石，道也。精神不进，志意不治，故病不可愈。今精坏神去，荣卫不可复收。何者？嗜欲无穷，而忧患不止，精气弛坏，荣泣卫除，故神去之而病不愈也。"

这一段文字就是告诫人们，如果精神耗散、志意颓废，则营气、卫气就不能有效恢复，营卫合和难以实现，人体的多层次生理活动就得不到有效恢复。有时候即便暂时取得了治疗效果，其质量也不高，稍微遭受点干扰就又会复发。

可见，养生治病的一个重要的环节是精神，而精神最有效的养护是"内守"，这样才能"形与神俱，而尽终其天年"。

九、骨骼健康

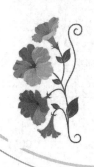

关节在说话，你听懂了吗

北京大学第三医院　王建全

昨天说到有人在讨论关节的响声问题。其实，关节就像是和咱们在说话，有时候它没事响两声，可能就是在和咱闲聊；但有时候要说的，也许就是报警信息。那么，咱们怎么听懂关节响到底想表达什么呢？

如果我们活动的时候关节有点响声，但是不疼，活动也不受影响，这基本是正常的，大家不用担心。但要是关节响的同时，活动也受限，那就说明这关节正在抱怨。不过有时候，关节虽然出了问题但还没有到疼的地步，这时候关节也会给出一点提示，那就是关节响起来的声音可能会很大。

关节的表面是一层软骨，它特别光滑，就像咱们家里白色的陶瓷盘子一样。一旦老化或者磨损，它的表面就不平了，粗糙了。举个例子，就像一个没有润滑油的破齿轮一样，摩擦起来慢慢地，而且剩得越来越少。有的软骨甚至都被磨掉了，没有了，那这个时候关节发出的声音就会很大、很明显了，甚至于响声大到离你几米远的人都能听到你活动的时候关节响声，这就非常严重了。

对于大多数人来说，关节其实是有寿命的，就像我们到了一定年龄头发会变白一样，总有一天关节会磨损。膝关节的骨关节炎人群比较多，尤其是年龄在50岁以上的人，百分之八九十都会有这个病症。但是为什么有的人不疼呢，这就是因为有的人即使关节软骨坏了，只要不引起我们关节囊内的炎症就不会疼，以至于好多人没有感觉甚至从来没看过病。但是，像这类人一旦有疼痛感就有可能已经是十分严重的程度，甚至需要关节置换。

这里提示各位朋友，身上的关节如果有响声又疼痛，建议在早期有不适感时及时就医，医生也许只需要触诊就可以检查出病因。

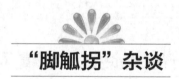

"脚觚拐"杂谈

中国中医科学院望京医院　温建民　温冠楠

"脚觚拐"，学名足拇外翻，是骨科的一种常见足病。表现为大拇趾向外翻，而根部向内收，从而在根部长出一个大鼓包，使得前脚像个三角形的"大蛇头"。它不仅影响我们穿鞋，还会引起足部疼痛。如果不进行治疗，畸形和疼痛会逐渐加重，严重者会影响到其他脚趾及关节的位置，导致足底容易长茧，引起走路疼痛，给患者工作和生活带来许多不便和痛苦。

一、哪些因素会造成"脚觚拐"

1.内在因素

（1）遗传因素：约有70%拇外翻患者有家族史，并以母系遗传为主。母亲有拇外翻，子女患拇外翻的概率明显增大，由于女性足部韧带较男性弱，在同等遗传条件下，更易发生拇外翻。此外，韧带的柔韧性随年龄增长而减弱，这也是拇外翻多见于中老年女性的原因。

（2）足结构异常：如扁平足、大拇指过长、脚掌过宽等。

（3）其他：创伤、全身性疾病（如类风湿关节炎、脑瘫致足部肌力不平衡）、医源性因素（如切除第二趾或内侧籽骨切除）也常是造成拇外翻的重要因素。

2.外部因素

拇外翻患者大多出现在人类使用鞋的时代里。穿鞋过紧致前足受压是拇外翻的一个重要病因。另外，中国的一项研究数据表明，穿高跟鞋、尖头鞋者拇外翻患病率为不穿高跟鞋、尖头鞋的15倍。

二、"脚觚拐"有哪些症状呢

拇趾外翻（图9-1）除了外观不好看外，其症状主要为拇囊炎引起的疼痛。疼痛既是主要症状，也是治疗的主要依据。疼痛主要来自第1跖骨头内侧，步行时加剧。如不及早治疗可发展成中、重度拇外翻，相邻的足趾也会发生畸形，由于大拇趾向外翻，挤压其他脚趾，将第2、3趾抬起（尤其是第2趾），与拇趾重叠，成为锤状趾。而足趾关节背侧受鞋面的摩擦、挤压，易产生疼痛，同时又增加了前足底的负重，形成了前足底的疼痛性胼胝，就是俗称的硬茧。但有些人畸形与疼痛不成正比，有的畸形很明显，痛感却并不十分明显。

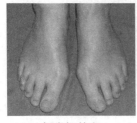
轻度拇外翻

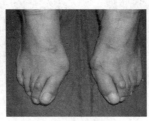
中度拇外翻

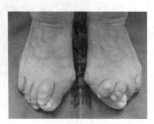
重度拇外翻

图9-1　拇外翻

三、"脚觚拐"怎么治疗

拇外翻早期发病时，可采用一些预防性保守治疗的方法来减缓疾病的加重。具体措施有以下几种。

1）不穿尖头鞋、高跟鞋，选择一些鞋头宽大的鞋，使足趾在鞋里有一定活动空间，不受任何挤压。

2）多赤足行走，有条件时多在沙地上行走，锻炼足底肌肉力量，延缓拇外翻的发展。

3）经常将大拇指向内侧掰动。

4）拇外翻矫形器具的应用。通过日用和夜用拇外翻矫形器，给拇趾一个持续性向内侧牵拉的力量，以达到缓解拇外翻进展的作用。

5）使用矫形鞋垫，其作用在于缓解拇内肌拉力作用，延缓拇外翻的发展。

但是，以上措施不能解决根本问题，保守治疗仅能延缓拇趾外翻程度的加重，或者延缓拇趾外翻并发症的发生，一般不能彻底矫正畸形，必须手术治疗才能根治。拇外翻手术治疗方法有200多种。传统方法主要是进行下肢麻醉下的大切口手术治疗，同时需要一定的内固定和外固定，术后患者需要卧床3~4周，恢复期较长，而且手术的复发率也较高。现多采用中西医结合微创治疗拇趾外翻新方法——温氏法，采用两个1cm左右切口，通过微创器械切口内操作完成截骨矫正，配合中医正骨手法和胶布绷带外固定裹帘法。与传统大切口方法相比，微创手术治疗具有局麻、切口小、不做内固定、不打石膏、术后能下地活动、疼痛小、恢复快、并发症少等特点（图9-2），为国内领先、国际先进水平的治疗方法。经20多年临床运用，治愈了3万余例患者，受到患者的好评。

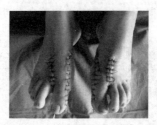
传统大切口

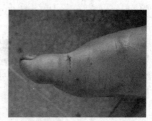
微创截骨手法整复术

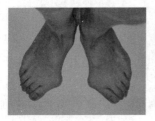
微创治疗前

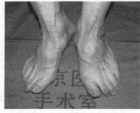
微创治疗后5年

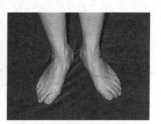
微创治疗后10年

图9-2 微创治疗与传统手术对比图

四、什么样的"脚觚拐"可做微创截骨手法整复术

患拇趾外翻后应该是越早做越好，但必须要在小孩骨骺闭合（16~18岁）后再进行手术治疗。一般影响走路并出现疼痛时就应进行手术治疗，当然如果患者为了美观而要求进行手术，也是可以的。而有的老年人长期患拇外翻的，只要心肺功能较好且没有特殊禁忌证等，就可以进行微创手术。

五、"脚觚拐"在什么情况下不能进行手术治疗

任何手术都有禁忌证。微创手术禁忌证相对较少，主要有以下情况：①严重糖尿病患者；②急性感染性疾病患者；③严重类风湿关节炎患者；④拇跖趾关节融合者；⑤严重的神经损伤者。

六、"脚觚拐"如何预防

一般来说，遗传因素和穿鞋因素在拇外翻形成过程中占据很大一部分，而拇外翻一旦形成，就会呈进行性加重。在选用鞋子时以鞋头平宽的为好，注意

避免穿高跟鞋、尖头鞋及材料较硬的鞋子，并且鞋跟不宜太高，以3cm为宜。对于有拇外翻倾向者，可采用非手术疗法，包括按摩、搬动拇趾向足内侧、在沙土地赤足行走、锻炼足肌、热敷和休息等。可在两侧拇趾套橡皮带做左右相反方向的牵引动作，每天3~4次，每次5~10分钟；或将橡皮条套在所有足趾上，足趾做分离动作，这有助于减轻症状。此外，对于同时患有胼胝体（硬茧子）、扁平足或跟痛症等疾病的患者，还可同时使用跖骨垫、平足垫或跟骨垫等。

七、"脚觚拐"出现足底痛、锤状趾怎么办

也许有的人会这样问，虽然我有"脚觚拐"，但是为什么我"脚觚拐"不疼，而是趾根底下疼呢？其实，足底疼痛是拇外翻不断发展后在足踝外科中常见的另外一种疾病。临床以第2趾根底下疼痛最为多见，其次是第3趾，第4、5趾根底下疼痛偶见。严重的足底疼痛往往合并有交叉趾、叠趾、锤状趾、爪形趾等畸形的表现（图9-3）。足底疼痛根据疼痛的程度分为1~4期，分别采用微创截骨跖骨头抬高术、责任跖骨头开放截骨抬高术、跖骨近端截骨短缩内固定术治疗、跖趾关节切开复位克氏针固定加跖骨截骨短缩内固定术治疗，往往可以得到满意的效果。

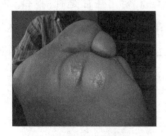
跖骨头下胼胝体

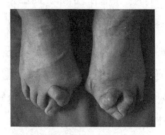
交叉趾、叠趾、锤状趾

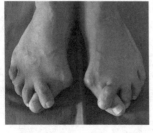
重度拇外翻合并交叉趾

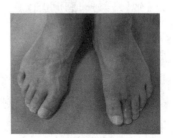
手术后一年

图9-3　足底畸形

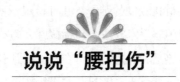

说说"腰扭伤"

北京大学第三医院　孙垂国

小刘41岁,长期从事伏案工作,工作一忙起来就会忽略了健身。前不久他遭遇了一次很严重的健康危机。

小李那天开了整整一天会,待他从办公椅上站起来一转身时,突然感觉腰部"咯噔"一下,他试了试弯腰伸腰,都没有大问题,就没有理会。但是,第二天早晨一睡醒时,他腰部剧痛,已经起不来床了,不得已叫急救车来送他去医院。经过骨科医生的检查和拍片,他最终被诊断为"腰扭伤"。这种情况在当前的各行各业人群中都时有发生,并且广泛存在着较多认识误区,在此我就说说"腰扭伤"那些事。

一、腰扭伤的表现是什么

腰扭伤是一种在运动过程中突发的急性腰痛,往往是在弯腰、伸腰或腰部旋转时发生,比如弯腰拾物或转身回头等这一类不经意的动作,多见于40岁左右的人群。其临床表现为迅速加重的腰痛,可明显影响腰椎各向活动,严重时可以影响起床、站立等日常活动,可伴有一侧或双侧臀部的牵涉痛,但不会放射至大腿、小腿等更远的部位。

急性腰扭伤的临床特征是"来势汹汹,去也匆匆"。发病的前3天,腰痛症状通常非常严重,明显影响日常生活和工作,但经过休息、治疗以后,症状会迅速缓解,一般两周以后疼痛完全消失。

二、腰扭伤的本质是什么

腰扭伤的本质是在椎间关节不稳定的基础之上腰椎后部的小关节发生了扭伤,导致急性的剧烈疼痛,严重影响日常活动,所以临床上有时候称之为"小关节嵌顿""小关节紊乱"等等。

没有外伤史也可以发生"腰扭伤"。相当一部分患者明确否认外伤史,其发病过程可能只是打了个喷嚏，或是坐久了一起身，突然腰部感觉一声弹响，然后很快就越来越疼。这种情况可证明其腰椎存在椎间关节不稳定。

三、确诊腰扭伤需要做哪些检查

如何能准确、快速、经济地明确诊断是一个复杂的专业问题，医生需要从多方面收集"线索"，逐步缩小怀疑范围，直至最终抓住"罪魁祸首"。就像侦探破案一样，诊断过程中需要借用一系列的技术手段，主要为影像学检查。

临床最常用的与腰椎相关的影像学检查技术有X线片检查、CT扫描、核磁共振成像（MRI）。根据病情的需要，X线片可能在不同体位下采取不同的投射角度拍摄，所以X线片会有腰椎的正位、侧位、屈伸侧位、左右斜位、左右侧屈正位等。X线片技术简单，成本较低，图片直观，能够显示腰椎骨性结构的曲度、椎体及椎间隙的形态，也能显示部分软组织的异常，是临床最常用的诊断腰扭伤的检查手段之一。而对于那些并存坐骨神经痛症状者，需要酌情进行MRI或CT的扫描。

四、急性腰扭伤的治疗原则是什么

急性腰扭伤的治疗原则是：急性发作期适当卧床休息及对症治疗，不需要手术；腰痛缓解后对因治疗，包括加强劳动保护和规律体育运动。

五、急性腰扭伤的具体治疗措施有哪些

首先，在发病最初的48小时，可能会伴随着明显的活动障碍，连起床等日常活动都很困难，此时需要多卧床休息，并在下床活动时佩戴一个硬质腰围（注意：腰围佩戴时长不能超过2周），减轻腰椎活动带来的疼痛。其次，可以口服消炎镇痛药物，比如双氯芬酸钠、布洛芬、萘丁美酮等，另外还可以配合外用膏药。再次，理疗可以作为辅助措施，以达到快速缓解疼痛的效果。最后，关节突关节封闭是最直接、最快速缓解急性腰扭伤的方法，但需具备一定的技术和设备才可实施，对于症状较重或者前述方法疗效不明显者可以考虑选用。

着重强调一点，急性腰扭伤的疼痛症状缓解并不是治疗的终点，后期的对因治疗更为重要。这个"因"就是腰椎节段不稳定，其对策不是长期佩戴

腰围，而是通过体育锻炼，提高腰椎椎旁肌以及腹肌的力量，从而加强腰椎节段的稳定，最终达到"长治久安"的效果。

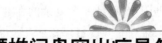

腰椎间盘突出症是怎么一回事

中国中医科学院望京医院　朱立国

许多人并不了解腰椎间盘突出到底是怎么一回事，常常会提出"什么是腰椎间盘突出？""突出的椎间盘能缩回去吗？""突出的椎间盘能通过推拿手法推回去吗？"这样的问题。

首先，我们得了解什么是椎间盘。椎间盘其实就是人体椎骨的椎体之间起到支撑、连接和缓冲作用的一种盘状软骨垫，由纤维环、髓核和软骨终板组成。中央部为髓核——一团富含亲水性黏多糖的胶胨状物体；周围部为纤维环——由多层纤维软骨环按同心圆排列；上下有软骨板——覆盖于椎体上的透明软骨。大家可以把椎间盘想象为一个夹心的果酱面包，纤维环和软骨板组成了面包坯子，髓核则是夹在面包坯子里的果酱；也可以把纤维环和髓核的关系想象为轮胎的外胎和内胎。

就像人老了头发会变白一样，椎间盘也是会老化退变的。20岁以后，椎间盘即开始逐渐退变，髓核含水量逐渐减少（由软变硬），导致椎间盘的弹性和抗负荷能力逐渐减退。在这种情况下，因各种负荷的作用，纤维环出现了撕裂，髓核组织沿裂隙往外突出，这就是大家常挂在嘴边的"椎间盘突出"的形态特点，就像酱从面包坯子里挤出来一样。医学上将椎间盘突出分为椎间盘膨出、椎间盘疝出、椎间盘脱出及椎间盘游离四种状态。这四种状态是从形态上区分椎间盘突出的不同严重程度，椎间盘脱出和游离均属于严重范畴。

腰椎间盘突出症多见于青壮年，其中约80%发生在20~40岁。因为椎间盘的退化在20岁发育成熟后就已经开始，青壮年的运动量较大，故导致腰椎间盘突出的机会也较多。本病男性的发病率高。从职业上来看，本病的发生率与劳动的强度成正比，以劳动强度较大的产业工人以及职业运动员多见。而且本病的发生也与长期的工作姿势不良且相对缺乏锻炼有很大的关系，例如驾驶员、长期伏案工作的人员及经常站立的售货员、纺织工人等较为多见。

为什么椎间盘突出了就会引起腰腿痛呢？这就要从髓核组织的特殊性说起来了。正常情况下，髓核组织包裹在纤维环和终板里面，就像与世隔绝的绝世高人一样，逍遥自在。当髓核沿纤维环裂隙挤到外界时，由于人体对这个"与世隔绝的绝世高人"太过陌生，竟反过来当作敌人对待，引起一系列的免疫反应和炎症反应。当髓核突出压迫了神经根，就会通过挤压缺血、诱发免疫和炎症反应等途径引起神经根炎，导致下肢疼痛。

腰椎间盘突出的转归一般有以下几种情况：粘连、回纳、吸收、游离和钙化。椎间盘突出后粘连是临床上最为常见的；而回纳和吸收都较为少见。因为腰椎间盘作为承重装置，时刻处于高负荷状态当中，导致突出难以回纳；即使在平卧休息时，由于肌肉及纤维环的张力，腰椎间盘内仍保持一定的压力；即使将腰椎间盘内压降为负压，突出的髓核也可能由于纤维环的嵌顿而难以完全回纳；假设能完全回纳了，也可由于破裂的纤维环所形成的通道持续存在而造成椎间盘的再次突出。

腰椎间盘突出症病程多缠绵，治疗后易反复，所以在平时应注意：加强防护，防治结合，预防为主。防治上，应注意避免长时间弯腰工作，并尽可能经常变换体位，注意纠正不良姿势，减少腰部肌肉的非对称性收缩，劳动时可佩带腰围护腰。同时避免风寒湿邪，所处环境冷热变换剧烈时及时增减衣物。此外，日常避免坐过软的沙发或过矮的椅子，也有助于控制病情。久坐、睡觉时可于腰部衬垫小枕，使之填充腰椎生理前屈与床面、椅背之间的空隙，以减轻腰椎负担。加强腰背部肌肉锻炼，能促进神经运动的相互联系及肌肉骨骼的整体性，强化连接组织及肌腱附着点骨质的强度，增加血流量，增强缺氧耐受力。平时可行仰卧五点支撑、三点支撑法或拱桥式练习，同时进行俯卧位的燕飞式锻炼。利用以上方法配合手法、药物等治疗腰痛，会起到加强疗效、预防复发的作用。

肩周炎的危险因素——寒伤静老

中国中医科学院望京医院　赵　勇

很多人都患过肩周炎，当时的疼痛是让人难以忘记的，辗转反侧，昼夜不眠。但是，不能好了伤疤忘了痛，提醒大家一定要预防，预防的前提是了解人体容易患病的因素。大量资料统计表明，导致肩周炎的危险因素与寒、伤、静、老有关。

1.寒　指风、寒、湿等环境和外界因素的侵袭。在门诊我们确实经常遇到一些肩痛的患者，在诉说自己的病史时，常常涉及风、寒、湿。有坐车开窗肩部受风或空调、风扇冷风侵袭而发病者；有袒裸肩臂睡觉着寒，醒后发病者；有冒雨淋水或睡卧湿地而发病者；有高湿度工作环境或冷库工作发病者。

有人进行过动物实验，对兔的肩部给予超量的风、寒、湿刺激。结果发现，其肩部初期微血管收缩、扩张，再收缩、再扩张，致使微血管充盈壅滞，血液循环减慢，并且有组织炎性物质渗出，浸润于局部；后期渗出物部分机化，肉眼下可见肌腱及关节周围粘连。这些炎症反应过程可以充分证明，风、寒、湿的超强度刺激是引起无菌性、缺血性炎症的明确的致病因素。

中医则认为，寒冷及潮湿的侵袭，留滞经络关节，使筋脉拘挛，肢体屈伸不利。寒凝血滞，气血受阻，不通则痛。

2.伤　指急性外伤的伤害性刺激、慢性疲劳损伤以及某些职业性的累积性损伤。当然肩部的损伤，与其解剖和生理特点有关，屈伸、收展、旋转这些功能的实现，必须依赖韧带、肌腱和骨骼肌的支持。由于肌肉、韧带的结构复杂，功能多种多样，导致损伤的机会也就多了。

无论是超强度的外力损伤，还是没有心理准备情况下的突发外力作用，都可以损伤肩关节周围的肌肉、韧带、肌腱，使局部充血、水肿、渗出，进一步机化粘连。即使那些慢性累积性疲劳损伤，受力在肩关节软组织强度范围之内，也会出现组织慢性疲劳，导致强度和韧性下降，虽然有的表面没有特殊变化，但其内部的组织结构已出现损伤或病理改变。

3.静 指静而少动，平时缺少体力劳动，并且缺乏肩臂肌肉的锻炼。大家可能有这样一个误区，误认为肩周炎是由于长期肩臂劳动累伤的。通过调查发现，肩部经常受力而得到锻炼的体力劳动者和某些体育运动员，其肩部肌肉发达，肩部的软组织坚韧富有耐力，协调运动配合良好，虽然长期劳累，也不易患肩周炎。相反，某些非体力劳动者和脑力劳动者，例如厨师、教师、驾驶员、会计以及某些机关干部，由于参加体力劳动很少，肩臂部肌肉缺乏锻炼，周围软组织缺少耐力；又由于其工作性质，比如厨师掂大勺、教师写教案和板书、驾驶员要紧握方向盘等，使肩臂经常处于紧张状态，虽然没有重力牵拉，但因持续性紧张运动，难免疲劳，以致到老年期后，累积性劳损使肌腱和韧带明显退化、变性。此时，即使偶然的轻微牵拉或挤压等刺激，也有可能诱发肩部软组织的炎症，产生水肿、充血、渗出等病理变化。

4.老 指骨骼和软组织出现老年性退行性改变，出现肌腱、韧带的老化变性和骨质增生。现代研究认为，人类的生长、发育、衰退和死亡是大自然的客观规律，50岁左右，正是人类生命周期由壮年向老年退化的阶段。在此阶段，自主神经系统和内分泌系统功能失调，性腺功能明显衰退，由此极易产生生理上和心理上的不适应，出现所谓的"更年期综合征"。

肩关节的周围血液循环并不丰富，老年人由于骨质疏松、肌肉松弛无力、年老体衰，体力活动减少，肩部运动量也小；又由于自主神经系统和内分泌系统功能紊乱的影响，使血液循环进一步减慢，大部分毛细血管网关闭，血液供应差，导致肩部软组织新陈代谢减慢。因此，较弱的刺激也可能导致软组织的变性、炎症。

正确防治颈椎疾病

北京大学第三医院　余家阔

办公室工作人员在人群中占据很大的比例，因为常年的办公室工作，特别是长期低头伏案工作，再加上缺乏锻炼，颈椎周围的肌肉很少，导致这一人群容易患颈椎病。

在颈椎病的早期，往往在颈肩部会表现出不适，这时候颈椎病的表现有点类似颈肩部肌肉筋膜炎。但是，随着颈椎的不同部位受到孱弱的颈部肌肉、不稳定的颈椎、变形变小的椎间孔、变窄的椎间隙及颈椎各处长出来骨刺的影响，就会导致各种不同类型的颈椎病的发生。

颈肩部向手臂串麻感，往往是因为颈椎多处长了骨刺，刺激了颈部的神经根所致，这种颈椎病叫作神经根型颈椎病。有些颈椎病的患者经常有眩晕，往往发生在转头、从卧姿到坐姿等头部位置改变的时候，甚至还会出现恶心、呕吐，这种颈椎病叫椎动脉型颈椎病。还有一种颈椎病叫交感型颈椎病，颈椎多个地方的交感神经受到骨刺、颈椎不稳、颈椎软组织受伤或缺乏锻炼等影响，导致颈部肌肉无力，使得颈椎整体变形，刺激了颈部多处交感神经，从而产生视物模糊、看东西双影、走路像踩棉花的感觉、记忆力减退、睡觉多梦、一只手发白一只手发红、一侧肢体的某一部分出汗、另一侧不出汗、症状等。有些颈椎严重退变老化的患者，颈部的脊髓会受到较大的骨刺、颈部钙化的韧带或突出严重的颈椎间盘的压迫，导致走路的步态笨拙，大便容易便秘，小便控制能力下降，身体的某一部分像有东西裹着，甚至性生活也受到影响，这种表现往往就是得了严重的脊髓型颈椎病。

除上述四种单一类型的颈椎病以外，有些患者是其中两种或三种类型混合在一起，叫混合型颈椎病。

确定了是哪种类型的颈椎病以后，下一步医生就会安排治疗。上颈段颈椎病和神经根型颈椎病往往经过医生安排的颈部肌力练习、颈椎牵引、推拿和手法治疗后，绝大多数患者都能临床治愈。椎动脉型颈椎病和交感型颈椎病的治疗，除了颈椎周围肌力练习和神经根型颈椎病一样外，往往要借助口服药物或点滴药物来镇静交感神经或促进血液循环，颈椎牵引的方式也会和神经根型颈椎病的有所不同，推拿和手法的做法也是每一种类型的颈椎病要进行区别对待的。

当医生确诊是脊髓型颈椎病，而且颈部的脊髓受压迫严重，患者自己的脊髓型颈椎病表现也很明显的时候，往往就要手术治疗了。

没有得过颈椎病的办公室工作人员或公务员，应该预防颈椎病的发生；在遵医嘱进行治疗的颈椎病的患者，也要同时注意预防颈椎病再次发作。

预防颈椎病的关键是要从日常生活和工作习惯的培养做起。良好的生活和工作习惯对预防颈椎病至关重要。

在生活中，不要将颈椎长时间处于一种姿势是很重要的。例如，在家看书或看电视时，应该持续50分钟就起来活动活动，防止颈椎和椎间盘长时间处于一个姿势而发生劳损或长骨刺。

在工作中，也要避免长时间保持一个姿势办公。应该将1天的每个60分钟分为50+10分钟，其中的50分钟用来工作，10分钟用来活动。单位的管理部门，可以根据工作性质的不同，合理安排工作和休息时间。

还有一部分颈椎病的发生是因大家在休闲、娱乐和体育锻炼中颈部肌肉、韧带或骨骼受伤后，颈椎形态改变、颈椎不稳、受伤部位瘢痕化导致颈部受力平衡被打破，或颈部肌肉受伤，颈部力量不足等原因造成的，因此，避免平日活动时的颈部损伤也是预防颈椎病的方法之一。

颈椎病的早发现、早诊断、早治疗也是预防颈椎病的方法，因为这样可以预防轻度的颈椎病变成严重的、需要手术的颈椎病。

最后需要强调的是，颈部肌力练习在预防颈椎病的上述各种方法中是最重要的，其方法包括用自己的双手和头较劲，在头部向前屈、后伸、左侧偏、右侧偏这四个方向用力地时候，用双手和头部做对抗动作，这样久而久之，脖子就练粗了，很粗的脖子，颈椎就像带了一个肌肉夹板，受到保护，得各种颈椎病的机会就少了。也可以用布带或弹力带代替手和头部的各种较劲动作练习颈部肌力。也有人在俯卧时抬头练习颈部后群肌肉，仰卧时抬头练习颈部前群肌肉。总之，多种方法都可以将颈部周围的肌力练强、肌肉练粗，以便更好地预防颈椎病。

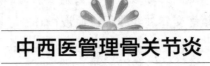

中西医管理骨关节炎

中国中医科学院望京医院　陈卫衡

骨关节炎（OA）是跟年龄相关的关节软骨退行性病变，广泛的骨重构导致滑膜炎以及骨赘的形成。临床主要表现为进行性发展的膝关节疼痛、肿胀、僵硬、功能障碍，严重时导致关节畸形，甚至丧失关节功能，影响患者正常生活和工作。

一、骨关节炎发病现状

骨关节炎是一种常见病。在美国，Lawrence等估计有超过3000万的人患有OA；我国的统计资料显示，OA的发病率约为3％，65岁以上中老年患者群达到80％，而有临床症状的人群高达37％。据预测，2050年全世界老年人口将达20.2亿，我国将达到4.8亿，几乎占全球老年人口的四分之一，中国将成为世界上老年人口最多的国家，骨关节炎的人数也将是一个庞大的数字。因此，除了探索高效的新型治疗方法外，树立骨关节炎不同病理阶段分期达标、阶梯治疗的理念，将现有的治疗方法规范运用，是一条行之有效的捷径。

二、国内外治疗方法和理念不尽相同

据统计，约有80％的患者需要长期采用包括保守治疗在内的综合治疗。国内外多个骨关节炎指南中均一致提倡使用镇痛药，对乙酰氨基酚、非甾体抗炎药以及曲马多，都提倡在关注副作用的前提下长期服用。由此可见，逆转OA病程进展的有效药物仍然缺乏，治疗目的仍停留在缓解疼痛、对症治疗的层面。

提倡健康教育，根据不同的病情分别选择采用非药物疗法、局部用药、全身用药、保关节手术、换关节手术是常用的阶梯治疗方法。但是，在临床的实际诊疗行为中，国人对骨关节炎手术治疗的接受程度远不如西方民众，止痛药的使用量和使用时间也明显少和短，也许可以理解为文化背景不同，国情也有差异，但是中医、中药的有效治疗作用起着关键的作用。

2015年全国卫生机构统计情况显示，中国医疗机构中中医机构仅占4.7%，而在中国知网和万方数据有关骨关节炎的文献统计中，约占一半的作者来自中医系统，报道的治疗方法依次为中药、玻璃酸钠、关节镜术、针灸、针刀、关节置换术、推拿按摩、截骨术、关节冲洗、理疗等，其中中药、针灸、针刀、推拿等中医特色的文献比例超过60%，说明中医药及其相关疗法仍是目前国内治疗骨关节炎的主要手段。

由于东西方观念的不同，医疗保障体系也各有特点，制定一个更符合国情、更体现特色、更具有疗效的治疗方案，既是一种责任，也是一种机会。

三、中西医结合阶梯治疗势在必行

随着医学知识的不断普及，民众对骨关节炎的重视程度越来越高，就诊时机也越来越早，这就为骨关节炎的早诊断、早治疗提供了更好的时机。适合于严重阶段的手术治疗固然重要，而比例更大的非手术适应证患者则更需要一个较为完整的治疗计划。

病变早期，采用中药内服、外用、推拿、针灸作为第一阶梯治疗，能够获得良好疗效，甚至延缓病情的发展。多个实验证实，补肾、壮骨的中药，对改善膝骨关节炎的病情有益处。病至中期，各种保关节手术正不断创新和发展，而具有中医特色的针刀治疗，在松解软组织、消除局部炎症方面，也能部分替代手术治疗。晚期阶段，理论上人工关节置换是其最佳选择，然而对年轻、不适合或不具备人工关节置换条件的患者，如果通过中医、中药的治疗，使其能够改善症状体征、提高生活质量、延缓关节置换时间也不失为一种理性的选择。

中医提倡"急则治其标、缓则治其本"，在骨关节炎的急性发作期，缓解疼痛是中、西医治疗骨关节炎的共同目标。中药没有专门止痛药，也可以说所有的中药都可止痛，具有活血、通络、清热、利湿、祛风、行气以及温里、补益等作用的中药，均能在中医理论的指导下，巧妙运用而达到缓解疼痛的目的。

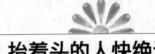

抬着头的人快绝迹了

北京大学第三医院　刘忠军

　　我们在公共场所看看，抬着头的人快绝迹了，每个人都在低头看手机。社会向文明发展，但我们的生活习惯反而不怎么文明了。

　　颈椎病以前都说是中老年群体的疾病，从我们门诊看，年轻患者是越来越多。几十年前，我们的医学教科书上还写着颈椎病主要人群为体力劳动者，现在不是了，脑力劳动者比体力劳动者更多。

　　预防颈椎病最根本的是要提倡健康的生活方式，减少静止状态下低头和坐的时间，要有相应的体育锻炼。针对颈部的锻炼，我们强调，并不是把颈椎放到一个特定的姿势上就叫锻炼，更主要的是通过运动收缩锻炼颈部肌肉，从而保护颈椎。最为推荐的是游泳和"小燕飞"。

　　游泳，尤其是蛙泳，可能是对项背肌、腰背肌，特别是颈项部肌肉最理想、最科学的锻炼方法。游泳过程中，机体各个肌肉都处在运动状态。人在坐着的时候，不管是颈椎、胸椎还是腰椎，都承受着一定压力；而在游泳的时候，人是平的，颈椎、腰椎都不受压力。特别是蛙泳的时候，颈项部肌肉能够得到锻炼，对一些颈、腰椎疾病有很好的预防作用。"小燕飞"的具体做法是：趴到床上抬头挺胸，坚持5秒左右，再放松5秒，反复几次。这个姿势像燕子展翅飞翔，对舒缓颈椎疲劳有一定的作用，有助于预防颈椎病的发生。常坐办公室者可试试这套简易颈部保健操：两只手交叉枕到脑后，手施加一个向前推的力量，然后头部向后仰去顶自己的手，施加向后的阻力。坚持5秒左右，然后放松，休息一下。一般20~30次为一组。

　　对枕头很挑剔？很多颈部不舒服的人对枕头都很挑剔，建议大家不要睡过高的枕头，一般来讲以8~15cm为宜。因为过高的枕头可使颈部落空并呈屈曲形状，会对颈部肌肉、韧带、关节囊、脊髓、神经根及椎体造成不良影响，长期下去容易导致颈椎病。至于市面频出的颈椎枕，因其特殊的形状，放到颈椎后部时可以使颈部保持相对比较好的曲度，对颈椎有一些好处；但问题是，人做不到睡觉时只保持一个姿势，必然要有翻身、侧卧等，如果枕头是一个特殊形状的，在我们侧卧时，颈椎反倒有可能扭曲了。所以，在选择枕头时，要把好处和坏处做一下权衡，很难说好处多还是坏处多。

对于单纯的椎间盘突出，通过保守治疗还能复位吗？这是不可能的，但需要告诉大家的是，轻度椎间盘突出也不是什么了不得的事。如果四五十岁的人去做核磁共振，大多会发现椎间盘有轻度突出，但多数人没有症状。没有症状我们就不把它作为疾病，而属于人体正常老化的一种表现。

如果通过适当的锻炼，肌肉韧带维持在正常状态，能够很好地维持颈部的稳定性，已经突出的椎间盘局部虽然不能再退回去，但可以纤维化、斑痕化，状态稳定了，症状消除了，患者也就变得和正常人一样了。

十、急症急救
与传染病

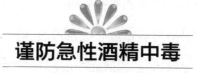

谨防急性酒精中毒

首都医科大学附属北京同仁医院　陈小雄

随着人们社会交往的增多，生活水平的提高，工作、心理压力的增加，饮酒的机会明显增加，同时，急性酒精中毒的病例也越来越多。急性酒精中毒已成为常见的急诊病例。

急性酒精中毒会对神经系统、消化系统、循环系统和呼吸系统造成损害，严重者可引起脑出血、心肌梗死、心脏骤停或呼吸衰竭而死亡。尽管如此，急性酒精中毒的病例并不少见，由于容易被忽视，延误治疗，引起不可逆转的后果，应该引起大家的重视。

问题一：一桌人一起喝酒，为什么有的人没事，有的人就喝成了脏器衰竭？主要跟什么有关

酒的主要成分是乙醇，即我们常说的酒精，其在人体内的分解代谢主要靠肝脏酶系统中的两种酶，一种是乙醇脱氢酶，另一种是乙醛脱氢酶。乙醇脱氢酶能把乙醇分子中的两个氢原子脱掉，使乙醇分解变成乙醛；而乙醛脱氢酶则能把乙醛中的两个氢原子脱掉，使乙醛转化为乙酸，乙酸对人体没有危害，最终分解为二氧化碳和水。

乙醇和乙醛对人体危害最大，使人喝酒后产生恶心欲吐、昏迷不适等醉酒症状。因此，不善饮酒、酒量在合理标准以下的人，即属于乙醛脱氢酶数量不足或完全缺乏的人（女性体内分解酒精的酶天生就比男性少，因此酒量差一些）。对于善饮酒的人，如果饮酒过多、过快，超过了乙醛脱氢酶的分解能力，也会发生醉酒。

急性酒精中毒多是饮酒过量所至，中毒症状的轻重与酒的品质、酒中乙醇的含量、饮酒的量、饮酒的速度以及个体对乙醇的敏感性有关，还要考虑既往的醉酒历史、有没有慢性病史（肝、肾功能状况）以及近来的身体状况。

对于患有肝病、胃溃疡病、高血压、糖尿病、胆囊炎的患者，千万不要因为面子或逞强去喝酒。

问题二：醉酒后身边的人应该如何护理

（1）大量饮酒后如果出现不适感，应立即反复催吐。

（2）轻症醉酒者无须治疗，可以适当吃一些含糖较多的食品，如苹果、香蕉、柑橘、蜂蜜等，以及富含维生素C及B族维生素的食品，同时鼓励患者多饮水，以促进排尿。

（3）对于躁动者可以适当加以约束，重点保护其头面部，以免碰伤。

（4）对于昏睡的患者，应采取侧卧位休息，并注意保持患者呼吸道通畅。

（5）对于重度醉酒者，如脉搏加快、皮肤湿冷、烦躁，或者抽搐、大小便失禁，应立即送其去医院救治。

问题三：防止酒精中毒最有效的"招数"是什么

1.酒前先"垫底" 大家都知道，饿肚比饱肚更容易醉酒。胃里如果有食物，喝进去的酒就能被很好地稀释，胃肠吸收进去的量就少；如果是饿肚，喝进去的酒在胃里积存的浓度就很高，吸收也快，血里的酒精浓度就会很快上升，醉酒也就来得快。知道了这个简单的道理，喝酒之前应该干些什么事情就很好理解了。上酒桌之前不妨喝一杯浓浓的牛奶，浓牛奶可以预存在胃里用来稀释酒精，也可以在胃里形成一层良好的保护膜。

2.酒中多饮水 从稀释酒精浓度来看，端杯之前多喝些茶水是有好处的，当然也可以喝汤，但最好是淡淡的甜汤，而不是油腻的肉汤。

3.酒中少吃肉 喝酒的时候不要多吃肉食，应多吃素菜。因为酒精代谢要靠肝脏来完成，脂肪代谢也要消耗很多肝脏的功能。为了不使肝脏疲于同时应付酒精代谢和脂肪代谢，最好多吃素菜，那样肝脏分解酒精就更有力，使人更不容易醉酒。

问题四：为什么几种酒掺着喝更容易醉

宴席中许多人有这样的感觉：先喝白酒，之后又喝葡萄酒；或者先喝白酒，之后喝啤酒之类的酒，似乎比一场宴席中单纯喝其中的一种酒更容易醉倒。

我国自古就有"酒不混饮"之说，宋代陶谷在《清异录》中就说"酒不可杂饮。杂之，善酒者亦醉，乃饮家所忌"。

白酒混啤酒喝，烈酒混汽水喝，都会比较容易醉。因为有汽的酒或者饮料会加快血液循环，这样酒精就会更快地溶入血液里，因此会容易醉。

由于各种酒的酒精含量不同，一会儿喝啤酒，一会儿喝白酒、葡萄酒，身体对这样的不断变化是难以适应的。不同酒类不仅酒精含量不同，各种酒的组成成分也不尽相同。把不同酒精浓度的酒一起喝下，由于胃部吸收水分的同时也吸收了酒精，所以造成了短时间内前后吸收的酒精浓度差异很大的情况，而这对于肝脏的工作是不利的。

急救必修课

北京急救中心　陈　志

现在，很多人希望通过养生达到延年益寿，提高生活质量的目的。但是，怎样理解养生这个概念呢？我们知道，人体就像一部不断运转的汽车，一方面，你要给它按时加油，妥善使用，定期保养，减少它的磨损和故障；另一方面，天有不测风云，人有旦夕祸福，意外随时可能发生。当不幸降临到你身边，你是否有能力让生命和健康延续呢？所以，真正的养生包含两个方面：一方面，我们要善于保健，通过规律生活、合理饮食、适当运动等把身体保养好；另一方面，我们要懂得急救，必须认识到突发疾病和意外伤害对生命的巨大危害，学习急救知识，掌握急救技能，当意外发生时要有能力给生命第二次机会。

说到急救，我们需要从三个方面去把握。

第一，防范胜于救灾。意外无处不在，我们要把它当作人生的一个重大课题来研究和学习。据统计，全世界每年约有350万人死于各种事故、日常意外或暴力行为，而受伤需要治疗的人数为上述人数的100～500倍，其中约有200万名受害者因各种原因留下了永久性的残疾。社会系统越复杂，危险就越多。面对意外，我们要注意预防，懂得规避，在生活工作中时时刻刻要树立起安全意识。例如：在家中要使用防滑地板，减少和保护尖锐的棱角，老化的插销板和电线要及时更换，倒热水时要精力集中，电气闸门要养成勤开勤关的习惯；不要让儿童接触到药品和化学毒剂，不要在无人看管的江、河、池、湖游泳，不要在人多的场所扎堆凑热闹；去电影院等陌生的场所时，要习惯性留意一下逃生通道的位置；管理好慢性病，及时服药，定期检查等。安全意识是融化在血液里的护身符，养成评估环境、预防意外的好习惯，会让你在不经意中躲开很多人生的磨难。

第二，重要的不是发生了什么，而是如何去面对。即使你再小心，灾难也许还会降临。这时我们需要做的，就是根据平时积累的急救知识和技能，鼓足勇气，灵活机智地和意外做斗争。要取得这场斗争的胜利，需要两个条件。一方面，要保持冷静的头脑，伤害来临那一刻，任何的惶恐、迟疑、悔恨、埋怨都无济于事，而信心会激发巨大的勇气和智慧，让人高水平地发挥自己的才智去摆脱困境；另一方面，必须切实掌握一些具体的急救知识和技能，只有这样才能见招拆招，化解难题。举个例子，成人气道梗阻的典型表现是表情惊恐、手抓喉头，不能言语，无法呼吸，颜面青紫。当气道异物梗阻时，要立即站在患者身后，双手从患者腋下穿过握拳相扣，大鱼际拳眼放在靠近患者肚脐的上腹部向后颈部快速冲击。冲击使膈肌迅速上抬，胸腔被压缩后肺脏内的气体将阻塞在气道口的异物冲出，窒息便可被缓解。注意两肘不要夹肋骨，拳头不要放在心口窝。这个方法叫海氏（海姆立克）手法，普通人经过学习都可以掌握。自这个手法发明以来，已经在全球抢救了数万条生命。

第三，学习急救，利己利他。时间就是生命，这里介绍三个经典的急救关键时间点。①钻石4分钟：心搏停止后大脑皮层能够耐受的存活时间只有4分钟，之后便开始不可逆的死亡进程。所以，对于心搏骤停的患者，必须由第一目击者在现场即刻进行心肺复苏的抢救。②白金10分钟：突发创伤和危重病时，如果能够在10钟内对患者进行及时、正确的现场救助，能明显地减少死亡，避免伤残。③黄金时段：危重创伤和疾病，要争取在有效时间内送到有手术或特殊救治能力的医院进行专业治疗，这样可以大大提高抢救成功率。然而，由于我国院前急救体系尚不完善，急救车数量少，急救反应时间长，使专业人员不能在最佳时间迅速到达现场。这就需要每一个非医学专业的普通公民都学会基本的急救技能，关键时刻能在现场挽救患者的生命。根据2013年美国心脏协会统计，在美国，平均心搏骤停的抢救成功率为10.2%，个别地区可高达50%；而我国大城市却不到1%。这和我国的公众急救知识普及率低有直接关系。很多事例都表明，第一目击者在现场的无所作为和错误干预严重危害着广大人民的身体健康。

健康两手抓，一手抓保健，一手抓急救，两手都要硬。参加急救培训，为人生补上一节必修课！

急救必修课的内容包括以下内容。

（1）急救的概念、程序和原则。

（2）心肺复苏术。

（3）心脑血管急救。

（4）急腹症的识别。

（5）癫痫、哮喘等急症抢救。

（6）创伤的急救。

（7）溺水、触电、地震、火灾等灾害的自救与逃生。

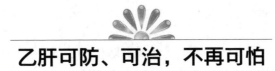

乙肝可防、可治，不再可怕

首都医科大学附属北京友谊医院　贾继东

病毒性肝炎可分为甲、乙、丙、丁、戊五种类型。其中，以乙型肝炎最为人群所熟知，但大家仍存在较多疑惑。

一、我国已经不是世界上流行率最高的国家

我国过去确实是乙肝高发国家，我国乙肝表面抗原阳性人群约占人口的十分之一。1992年，我国开始给所有新生儿普遍接种乙肝疫苗，此后预防乙肝方面得到了显著成就，并得到了国际社会的高度认可。到2014年，我国5岁以内、5~15岁、16~29岁人群的乙肝表面抗原阳性率分别已经降到了0.3%、0.9%、4%。据此推算，目前我国有6%~7%的人群是乙肝表面抗原阳性，已经变为中等流行区。

二、携带乙肝病毒不一定就是肝炎患者

乙肝病毒携带者不等于乙型肝炎患者。携带者带有病毒，但肝脏不一定有炎症。无症状的乙肝病毒携带者也并不代表绝对健康，如果乙肝病毒处于不断复制阶段，也有可能导致患者肝脏组织受损，逐渐发展成慢性肝炎。

三、乙肝不一定都会变成肝硬化或肝癌

我国有80%左右的肝硬化、肝癌都是由乙肝病毒感染造成的。但是慢性乙肝是可防、可治的，只要接受规范化治疗，减轻肝脏炎症和纤维化的发生，大多数患者的病情是会得到有效控制的，大部分患者可以不再发展为肝硬化和肝癌。

四、和乙肝患者共同进餐不会被感染

在病毒性肝炎中，只有甲肝和戊肝可通过消化道传染，其余三种都属于血液传播性疾病，因此，和乙肝患者一起吃饭，不会被传染乙肝。

五、乙肝患者可以结婚

乙肝患者当然可以结婚。但是，没有防护的性行为有可能导致乙肝病毒感染对方。只要对方接种了乙肝疫苗并产生了抗体，就不用担心传染；在不知道是否有保护性抗体，或尚未接种乙肝疫苗前，应该采用安全套以防止将乙肝传染给对方。

六、注射乙肝疫苗是预防乙肝最有效的方法

注射乙肝疫苗是预防乙肝的最有效手段，对于所有新生儿、需要经常输血或应用血液制品的患者、长期接受血液透析的患者以及医务工作者，都建议注射乙肝疫苗。

七、乙肝的病情发展是可以被控制的

临床上，慢性乙肝的治疗包括多个方面，但抗病毒治疗是关键。只要有适应证且条件允许，就应进行规范的抗病毒治疗。目前，高效、低耐药的抗乙肝病毒药物已被列入我国乙肝防治指南和国家医保报销目录，并被各地逐

渐纳入医保报销目录。尽管目前多数慢性乙肝尚不能被根治，但通过规范系统的抗病毒治疗，可以达到稳定病情、阻断病情进展、改善生活质量的目的。

八、经过规范的抗病毒治疗乙肝肝硬化是可以逆转的

目前已有大量研究结果表明，经过长期有效的抗病毒治疗，慢性乙肝的肝纤维化及早期肝硬化是可以逆转的。即使到了出现腹水等并发症的相对晚期肝硬化，抗病毒治疗也有助于稳定病情。

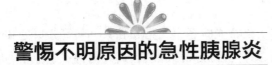

警惕不明原因的急性胰腺炎

首都医科大学附属北京朝阳医院　孙文兵

急性胰腺炎是常见的临床病症，是急诊科的主角之一。根据上腹部疼痛、恶心、呕吐等消化道症状，结合血淀粉酶、脂肪酶升高以及CT检查结果，诊断急性胰腺炎并不难。在我国，大多数急性胰腺炎是胆囊结石和胆管结石导致的，称之为胆源性胰腺炎；一小部分是肥胖、高脂血症等代谢异常相关性急性胰腺炎；还有一部分急性胰腺炎，其原因既不是胆道结石，也不是高脂血症，而是胆胰肠汇合区域（包括胆管下段、壶腹、十二指肠乳头、十二指肠和胰腺头部）的肿瘤，这部分患者，一是少见，二是肿瘤隐匿不易被发现，三是医生尚缺乏重视，临床上误诊漏诊者不在少数。

一、典型病例

患者，女性，63岁。2个月前，患者饱食后出现中上腹持续性胀痛，伴恶心、呕吐，就诊于当地医院。辅助检查显示血淀粉酶异常升高，上腹部CT显示胰腺肿大，胰腺周围有液体渗出。诊断为急性胰腺炎。给以禁饮食、抑酸、抑制胰酶分泌、抗炎、补液及静脉营养支持治疗，3天后，腹痛明显减轻，2周后痊愈。当地医院检查发现患者肿瘤标记物CA199和CA242轻度升高，但是腹部增强CT检查未发现异常，嘱患者出院观察。

出院两周后，患者再次出现上腹部疼痛，伴恶心、呕吐，再次就诊于上

述医院，再次诊断为急性胰腺炎，重复上述治疗，两周后患者好转出院。

为了防止急性胰腺炎再次发作，患者来我院门诊，以期查明急性胰腺炎的诱因。化验检查显示，肿瘤标记物CA199和CA242仍有明显升高，腹部增强核磁共振和胰胆管水成像均提示肝内外胆管轻度扩张。我们认为，患者无明显诱因反复出现急性胰腺炎，应考虑潜在的壶腹部肿瘤可能。进一步行十二指肠镜检查，发现十二指肠乳头部病变，取活检，病理回报为十二指肠乳头中分化腺癌。患者及时地接受了胰十二指肠切除术，现已经痊愈出院。病理标本显示肿瘤很小，属于早期，没有淋巴结转移等情况，预示患者预后良好。

二、大众应知

胆总管下端、乏特壶腹、十二指肠乳头、胰管开口处和十二指肠内侧壁五个部分的肿瘤总称为壶腹周围肿瘤，其共同特点是：在癌肿较小时即可引起胆总管和主胰管的梗阻，导致黄疸和急性胰腺炎。

以急性胰腺炎为首发表现的壶腹周围肿瘤在临床上并不多见，但也决非罕见。由于胰管有持续性梗阻，这类患者最典型的临床特征是急性胰腺炎反复发作——治疗好了，很快又会复发。

对于急性胰腺炎反复发作者，要考虑到壶腹周围肿瘤的可能性。CA199等肿瘤标志物对于诊断壶腹周围癌有重要的提示价值，对于可疑病例，应结合增强CT或MRI、十二指肠镜，甚至PET-CT等检查。

总之，对于无胆系结石病史，有或没有饮食方面诱因的急性胰腺炎患者，特别是反复发作者，应重视壶腹周围肿瘤的可能性，注意监测CA199等肿瘤标志物的动态变化，及时行上腹部增强CT和/或MRI检查，必要时行十二指肠镜和超声内镜检查，做到早期诊断、早期治疗，以免贻误最佳治疗时机。

过分憋尿出险情

北京积水潭医院　翟建坡

老张今年45岁，是一名保安。他端午节期间值班，下班后和哥儿几个约定好去饭店聚餐喝酒。酒过三巡，菜过五味，他们越喝越起劲。这时有人提议：谁先出去小便谁就输，输的人要罚酒。老张生怕自己斗酒输了，憋着尿不去排，一直到饭局结束。之后老张骑自行车回家，在家门口停车时，不慎摔了一跤，当时他就觉得肚子有点不舒服，以为是喝酒喝多造成的，没太在意。回家后老张倒头就睡，谁知肚子反而越来越痛，难以忍受。这时候老张想起来还没解小便，可再去排尿时，却怎么也尿不出来。紧急就诊于当地医院泌尿外科，检查结果证实：老张是膀胱破裂！老张的膀胱破了一个大洞，膀胱里面的尿液灌满了整个腹腔，必须急诊手术，否则会导致严重的感染，甚至休克而死亡。经过准备后，老张接受了急诊腹腔镜膀胱破裂修补术。手术很顺利，术后老张恢复得也非常好。

有人可能会问了，好好的膀胱怎么说破就破了呢？首先，让我们来了解一下膀胱（图10-1）。膀胱是我们人体泌尿系统器官之一，主要位于盆腔，也就是我们身体下腹部及其下方的位置。膀胱上方通过输尿管与肾脏相连，下方与尿道相接。它的作用类似于我们身体的小水库。平时膀胱处于舒张状态，源源不断的接受来自双侧输尿管输送过来的尿液，并将尿液储存其中，当膀胱内的尿量达到一定程度时，就会刺激膀胱收缩，"开闸放水"，将尿液通过尿道排出体外。

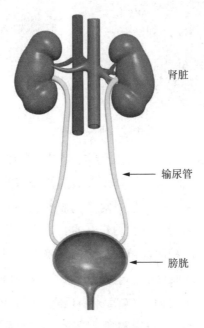

肾脏

输尿管

膀胱

图10-1　膀胱

膀胱位置较深，而且具有非常好的弹性，一般情况下很难发生膀胱破裂。但是当膀胱内尿量过多，造成膀胱极度充盈时，膀胱就会变得壁薄如翼，这时稍微受到外力的打击就会破裂。膀胱破裂后，储存于其中的尿液以及血管破裂后的血液就会进入盆腔，甚至腹腔（图10-2）。正常情况下我们的腹腔内有胃肠道等脏器，并且脏器的周围有腹膜覆盖，不会接触到尿液和血液。当大量的尿液和血液进入腹腔后，就会造成弥漫性腹膜炎，引起患者剧烈的腹痛，严重者可发生细菌感染、脓毒症休克，甚至死亡。因此，膀胱破裂者必须急诊手术，除了要把腹腔内的积尿和积血清除，同时还要把破裂的膀胱进行缝合修复。

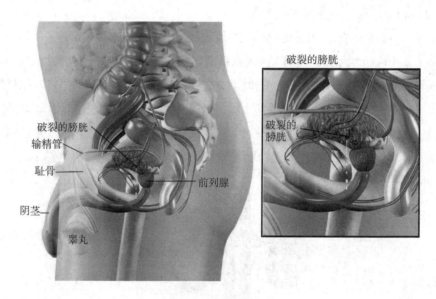

图10-2　破裂的膀胱

膀胱破裂一般多见于外伤性骨盆骨折的患者；少部分也可发生于喝酒后，尤其是喝酒憋尿的人。酒精有利尿作用，会加快尿液的形成，喝酒后如果及时排尿，不会对膀胱产生影响。但是对于喝酒憋尿的人来说，一方面尿液在膀胱内累积，另一方面酒精会造成神经麻痹，使排尿中枢失调，不能有效刺激排尿，这时候膀胱内的积尿会越来越多。膀胱出现过度充盈，这时稍微一个外力的作用就会造成膀胱破裂。老张就是属于这种情况，所幸的是老张发现和处理地比较及时，尚未酿成严重后果。反之，则有可能会危及生命。

提醒大家在喝酒的同时：一定要勤上厕所，多排尿，该释放时就释放！

十一、儿童保健

宝宝发生食物过敏，该怎么办

北京大学第三医院　李在玲

春季，万物复苏，鲜花盛开，是过敏性疾病高发的季节。其实，除了花粉外，某些食物也可以引起宝宝过敏。食物是宝宝生长发育的必需品，门诊经常可以遇到这样的宝宝，他们的爸爸妈妈焦急万分，对于食物过敏有着很多疑问。

一、什么是食物过敏

我们吃的东西也可以引起过敏？是的，甚至可以危及生命。古罗马哲学家及诗人Lucretius Carus曾说过：一些人的美食，却是其他人的毒药。

食物过敏是指食物进入人体后，机体对其产生的可重复出现的异常免疫反应，导致机体生理功能的紊乱和/或组织损伤，进而引发一系列临床症状。引起过敏的食物多是常规食物，没有被污染，没有腐败，没有毒物，多数人食用后没有反应。少数有特殊体质的人食用后会出现免疫反应。

食物过敏可有以下一系列临床表现：湿疹、荨麻疹、水肿、咳嗽、喘息、喉头水肿、腹痛、腹泻、便秘、便血、儿童生长发育迟缓等。

二、食物过敏与食物不耐受有什么不同

食物过敏与食物不耐受尽管临床表现有相似之处，都是在摄入食物后发生，都主要表现为消化道症状，如腹泻，呕吐，腹胀等。但是它们的发病机制完全不同。

食物过敏的发生是由免疫系统参与的，而食物不耐受的发生没有免疫系统参与。食物不耐受包括以下几种情况。

1.食物中毒　由于食物被细菌、病毒、寄生虫、毒素、农药、重金属等有害物质污染，人们食用后出现不适反应和疾病。

2.代谢问题　由于某些基因变异的原因或者肠道病变，使得小肠中的某

些消化酶缺乏，造成食用一些食物后不能很好被消化，从而出现不适反应。例如乳糖酶缺乏的人饮用牛奶会出现腹痛、腹泻等症状。

3.药理样作用 例如喝咖啡后出现恶心、呕吐、腹泻等表现，是因为咖啡中的咖啡因作用引起体内某些化学物质分泌增多，刺激胃肠道所导致。

三、什么食物最容易引起过敏

虽然目前有报道170余种食物可以引起过敏，但容易引起食物过敏的最主要食品有8种，它们是花生、牛奶、鸡蛋、小麦、大豆、坚果、虾和贝壳类。

四、什么样的孩子容易出现食物过敏

有过敏性疾病遗传背景的宝宝更容易出现食物过敏，当父母有一方患有过敏性疾病，他们的下一代有20%~50%患过敏性疾病的概率；当父母双方都患有过敏性疾病，他们的下一代有50%~80%患过敏性疾病的概率；当父母都没有过敏性疾病，他们的下一代有10%~20%患过敏性疾病的概率；当父母双方同患同一种过敏性疾病，其下一代患过敏性疾病的概率将在90%以上。当然，祖父母、外祖父母、父母的兄弟姐妹等二级亲属患有过敏性疾病，对孩子也有一定影响。

五、有什么方法可以进行食物过敏的检测

检测食物过敏一般来说有3类方法。

1.抽取静脉血检测食物的特异性抗体 常规食物基本上都可以检测。此类检测可精确查到抗体的浓度，对过敏的状态、有可能持续的时间做出初步的判断。

2.皮肤点刺试验 类似于抗生素的皮试，但不是注射，而是将过敏源试剂点在皮肤表面，用特殊的针点刺皮肤浅层，不刺破真皮层，疼痛感不明显。此项试验检查准确，与取血检测抗体基本相同，当时可以看到结果。皮肤点刺前需要停用抗过敏药物2天以上，停用皮肤外用的激素类药膏，停用全身应用的激素类药物。

3.食物激发试验 停用可疑过敏的食物2周以上，再次食用，观察是否出现过敏症状。此试验是诊断食物过敏的金标准。曾有速发型食物过敏的患

儿需要在医院医生、护士等接受过专业培训的人员的监控下按程序实施，有可能会引起严重的过敏反应，实施的医院须有相应的抢救设备和措施。食物激发试验进行过程中所摄入的食物量是有差别的，不同食物有不同量的等级，应在相关医院进行标准化的试验，得出的结论才能够正确。

六、食物过敏如何治疗

严格的避食是最关键的治疗。避食过敏的食物，比如，有牛奶蛋白过敏的宝宝需要避食牛奶（包括奶粉）、酸奶、奶酪以及含牛奶的米粉、面包、蛋糕、饼干、含乳饮料等食品，需要进食水解蛋白配方或游离氨基酸配方的奶粉来代替全蛋白牛奶或奶粉，以保证营养供给；鸡蛋过敏的宝宝要避食鸡蛋、鸭蛋、鹅蛋、鹌鹑蛋、鸽子蛋等禽蛋，以及避食含鸡蛋成分的婴儿食品、蛋糕、沙拉酱等食品。

药物治疗一定要在医生指导下进行，避免盲目用药。

科学喂养，健康成长

北京大学第三医院　王新利

帮助孩子健康的生长和发育是父母荣幸享有的一项奇妙任务，但如何用正确的方式给婴幼儿喂食健康食物却是一个巨大挑战。在我国，年轻父母们，尤其家庭中的老一辈们，普遍缺乏婴幼儿喂养知识，过度喂养现象非常普遍，对于家长们来说，孩子每餐吃多少食物往往是他们最关心的。只要孩子一顿不肯好好吃饭，家长们便会为此而焦虑，怕孩子会营养不良。而要是喂什么孩子都愿意张嘴，他们就借机进行"填塞"，相信只要多吃，孩子就能健康成长。可让家长们万万没想到的是，这种方式喂养婴幼儿，一方面导致儿童肥胖发生率明显增加，另一方面，现在有很多孩子的消化不良、食欲不振、挑食，正是由这种"填塞"式喂养而造成的。

婴儿后期至幼儿期是健康饮食习惯建立的阶段，家长们应该遵循孩子成长发育的规律，让孩子自己慢慢学会掌控要吃多少食物，家长可以为孩子提供食物、决定进食时间和场所，但是要让孩子自己决定是否要吃以及吃多少。

为了给孩子建立健康的饮食习惯，家长们应该做到以下几点。

一、尊重孩子对食物的偏好，用"15规则"克服孩子的谨慎

在孩子开始接触固体食物时（通常是5~6个月以后），注意观察孩子喜欢什么样的食物。因为小婴儿也有偏好！孩子在第一次尝试食物时，可以先给一小口，让孩子有时间回味，父母也可观察孩子对食物的反应。不要过急地给第二口。如果孩子很快又张开小嘴，说明对这种食物很感兴趣；如果孩子出现迷惑的表情、皱眉，或将食物吐掉则表明对这种食物并不感兴趣。出现后者现象时，可以过1~2周再尝试，有研究显示，提供多达15次，方可让您的孩子接受并喜欢上某种食物。

二、尊重孩子在餐桌边表现出来的独立性，接纳一个挑剔的进食者，饿一顿并无大碍

大多数家长会发现，孩子在第一个生日之后食欲锐减，开始挑食并且仅仅吃几口就转过头去，或抗拒在进餐时间到餐桌去。这是因为开始学步的宝宝变得更加独立，同时生长速度开始放缓，他们每天约需1000卡路里的热量即可满足成长、维持精力和良好的营养需求，1000卡路里的膳食并不会有大量的食物，而对于孩子刚刚好每天可分为3次小餐和2次点心。但幼儿的饮食习惯总是令父母难以琢磨，每天都不同。比如，有时早餐时什么都吃，午餐和晚餐却什么也不吃；或者连续几天都只吃自己喜欢的食物，之后再也不吃了；或者某一天膳食摄入量明显增多或者明显减少。所以不要期待孩子总是以一种方式进餐，幼儿的食物的需求取决于他/她的活动量、成长速度和代谢水平。有研究显示，婴幼儿会在一段时间内自行调节营养摄取。所以，父母们不要简单抱怨孩子没有吃完午餐或者晚餐，回想一下他/她一天或者一周的整体表现，你多半会惊奇地发现，孩子并没有饿着或者缺少营养。千万不要强迫孩子进食，更不要强迫孩子扫空餐盘，如果孩子吃饱了，就让他/她停止就餐。当孩子的食欲被外界的力量所压倒和制服时，他/她会本能地将身体方面的信号与进食压力联系在一起。

三、制定固定的就餐时刻表，营造轻松的就餐氛围

点心和正餐对于满足幼儿生长需求同等重要。制定一个固定的就餐时刻表，包括早餐、早点、午餐、午点、晚餐和晚点，让孩子知道一天每隔2~3小时就会有食物供应，以确保他们不会挨饿。避免在固定的2餐间发放食物。如果孩子有一餐没吃，他/她只能等到几小时后才会得到下一餐。就餐时不要争论，忘掉和孩子之间有关吃饭的冲突；就餐时应避免分散注意力，应关掉电视，不允许带着书籍或玩具就餐；让孩子自己进食，能帮助提高孩子的兴致与胃口。父母应准备一些宝宝可以用手进食的食物，如水果、蔬菜、面包、馒头等。切忌用甜点进行哄骗和引诱，或扣押甜点以示惩罚。不要将食物用作一种慰藉，如用饼干安慰跌跤的孩子，这可能造成孩子将食物当成安慰物，万一遭遇不顺心的事情就用吃东西来安慰自己。

四、着意让孩子体验饥饿或及饥饿危机，不要提供快餐

如果孩子不喜欢或者不太吃你准备的食物，不必勉强。即使他们一会儿又想吃，也不要兴冲冲地去将饭菜重新热好。如果孩子这一餐不吃，几个小时后就有下一餐，让他们等到那时候再吃吧。当孩子因为上一餐没吃而感到饥饿时，下一餐就会好好吃了。着意让孩子体验饥饿或及饥饿危机。孩子往往会在感到饥饿时吃东西。如果不饿，不要强行加餐或给予零食。

五、提供好的模仿行为

要记住，孩子往往不会照我们的要求去做，却乐意仿效我们的行为。他们对父母的饮食行为和习惯耳濡目染。所以，家长们应首先端正自己的饮食行为，不要总是在饭前或饭后从冰箱中取饮料点心，也不要总是因为体重问题而过于焦虑，老是嚷嚷要减肥。

随着孩子一天天长大，父母会渐渐发现与孩子一同进食的乐趣。尽管如此，也勿让进餐或煮饭成为家庭生活的唯一中心，外出散步、游泳、郊游远比餐桌上的教育重要得多。

让孩子懂得，吃饭是生活的一部分，而不是全部！

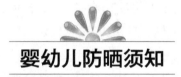

婴幼儿防晒须知

首都医科大学附属北京儿童医院　马　琳　张　斌

春天，到处郁郁葱葱，繁花似锦。父母带小朋友们外出沐浴阳光、享受大自然的同时，也要尽量避免由于日光照射时间过长或强度过高给宝宝们带来的不适和损伤。宝宝们的皮肤娇嫩，黑素细胞产生抵御紫外线的黑素小体还不成熟，所以宝宝们的皮肤对紫外线的抵御能力十分脆弱，与成人相比更容易发生皮肤晒黑、晒伤，甚至出现光老化等病症。因此，掌握一些"儿童如何进行合理防晒"方面的小技巧，对于父母们都绝对是必要的。

首先，应尽量避免每天上午10点至下午2点之间带宝宝外出，如果实在拧不过想要外出玩耍的各位小宝贝们，那么在外出时一定要注意给他们佩戴宽檐帽、穿透气性好的长袖衫、打防晒伞等进行物理遮盖，必要时还可以使用针对婴幼儿皮肤特质设计的防晒霜。

那么，问题来了，市面上琳琅满目的防晒霜，哪一款适合宝宝们呢？我给大家一个挑选防晒霜的亲情提示，那就是涂抹物理防晒霜更佳，副作用更小。其原理就像给皮肤穿上了一层防护服，照射到皮肤表面的紫外线被它挡在外面，无法进入皮肤。六个月以上的宝宝，可以酌情使用一些安全的混合防晒霜（酌情添加化学防晒剂），可以发挥更好的防晒效果。另外，在选择防晒霜时，要选择合适的防晒指数。对于宝宝们，多数建议使用SPF30和PA++以上的防晒剂。它的含义是：这瓶防晒霜在450（15×30）分钟内都能有效防晒，同时对UVA的防御效果相当有效。

如果没有注意给宝宝做好防晒，或者防晒不够，皮肤受到光损伤了，究竟该怎么办呢？下面，我就按照损伤程度来教各位家长一些自我防护和就医注意事项。如果是轻微症状，晒伤部位可能出现境界清楚的水肿性红斑，多为鲜红色，伴瘙痒明显，这时可以在家中进行冷湿敷处理，必要时外用一些糖皮质激素软膏或者多数治疗"湿疹"的软膏，都能较好地处理问题。如果损伤比较严重，出现水疱、大疱、破溃、糜烂，自觉烧灼感、刺痛感比较明显，或者由于日晒时间过长（超过10小时），孩子可能伴发眼结膜充血、眼睑水肿、脑水肿，或出现发热、畏寒、乏力、恶心、全身不适等症状时，则需要及时到正规的儿童医院皮肤科就诊治疗。治疗后，多数患儿皮损色泽变暗、脱屑，留有色素沉着，需要几个月的时间才能逐渐消退和恢复。

在此想提醒各位家长朋友，阳光是儿童成长的必需品，但也请把握分寸，不要粗心大意！

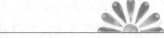

如何读懂新生儿的身体健康信息

首都儿科研究所附属儿童医院　李　莉

一个可爱的小生命来到这个世界，"新手上路"的爸爸妈妈们，对于如何照顾这个不会用语言来表达的小宝宝往往心里没底，出现问题时会手足无措，甚至陷入焦虑中，最担心宝宝的身体状况出差错。如何读懂宝宝身体健康状况的信息，做一个宝宝的健康安全的守护者，新手爸妈可以跟新生儿科专家一起学习到读懂小宝宝身体健康信息的方法。

一、宝宝为何出现黄疸，出现黄疸要紧吗

（一）什么是胆红素

黄疸显现的主要原因是胆红素在血液里升高明显，当血胆红素超过3mg/dl，就出现肉眼可见的皮肤和巩膜发黄。

胆红素分为间接胆红素和直接胆红素，间接胆红素增高皮肤呈现明亮的黄色，直接胆红素增多皮肤通常呈现暗绿色同时伴有尿色加深或大便染色的变浅。正常尿色如淡淡菊花茶，如果出现淡红茶色提示尿胆原增多或血红蛋白尿。新生儿黄疸大部分是间接胆红素升高所致。

（二）生理性黄疸的产生和特点

在母亲宫内时，胎儿的血氧饱和度较低，正常胎儿和新生儿出生时血色

素在20克左右。生后，肺开始启用，肺泡打开，开始建立了呼吸，正常个体的氧饱和度在95%以上，人体不再需要过多的红细胞了，所以新生儿的红细胞寿命较短，血色素存在一个缓慢减低到10~14克的过程。在此期间，红细胞破坏后产生大量的血色素，经过血液和肝细胞中酶的转化，经胆道系统的收集和肝细胞合成的胆汁酸一起排到肠道。在肠道中的胆红素部分可以再吸收由血液系统运回肝脏参加再循环，部分经过细菌的转化，由大便及尿排出体外。

所以在新生儿出生后短期内，通常生后3天开始至生后14天内可能出现肉眼看见的黄疸，但通常低水平（手、足心不会明显黄染），波动小，可自行消退，不伴有其他异常，这就是生理性黄疸，生后生理性的胆红素具有一定的益处，如抗炎、抗氧化等。

（三）病理性黄疸的特点

除上述特点外的黄疸均可称为病理性黄疸。病理性黄疸出现早，进展快，黄疸水平高，持续时间长，退而复现，直接胆红素增高，需要识别并及时就诊。

（四）病理性黄疸主要原因

引起病理性黄疸的主要原因有新生儿溶血病，新生儿感染疾病，新生儿红细胞增多症，新生儿入量不足，新生儿排便障碍，新生儿母乳性黄疸，肝胆系统受损和先天疾病。

（五）如何鉴别母乳性黄疸

停母乳3~5天下降幅度超过50%者为母乳性黄疸，低水平胆红素者不主张停母乳。

（六）疫苗接种和病理性黄疸

除母乳性黄疸以外的病理性黄疸患儿接种疫苗时，均需明确黄疸原因，慎重接种。

二、如何观察宝宝的大便是否正常

（一）宝宝正常的排便次数和性状

新生儿出生后24小时内应该排第一次大便，胎便墨绿色、较黏。正常进食后3天左右大便颜色转为黄色，有奶瓣。

通常在月子里，吃母乳的孩子每天大便次数会多一些，个别的可以多达8次；吃奶粉的孩子大便次数会少些，通常会每天1~3次。随着日龄增加，消化和吸收能力增强，大便次数会减少，最好保持大便每天至少1次。

宝宝大便正常应是稀糊状或软便，可以有少量奶瓣，不应该有黏液、鲜血或血丝，大便正常应是黄色。

（二）宝宝腹泻该如何处理

1.生理性腹泻

如果出生后每天大便次数均在5次以上，食欲好，体重好，无明显哭闹，无腹胀，即生理性腹泻。通常吃母乳的婴儿容易出现，这种情况是母乳性腹泻，如果没有体重不增，不达标，就不需要治疗。

2.乳糖不耐受是咋回事

通常亚洲人的肠道乳糖酶分泌不足，容易出现母乳喂养后腹泻，如果出生后腹泻，体重长得不好，通常是先天乳糖不耐受，可以试试用无乳糖奶粉部分替代母乳，加点乳糖酶，缓解后体重增长好，坚持2~4周后再缓慢过渡到全母乳。如果近期大便次数和水分均增加，又没有尿少、脱水等其他表现，可能是消化不良、乳糖耐受性更差造成，可以考虑短期内加乳糖酶，或加点益生菌，如果无乳糖奶替代后无效，需医院就诊。

3.如何判断宝宝肠道感染

如果出现大便稀，次数多，水样便或蛋花汤便，还可能伴有精神差或烦躁哭闹、呕吐、发热，提示患有肠道感染，病毒性肠炎可能性大，需要就医。

如果大便颜色绿，黏液便或血便，伴有哭闹、精神反应异常等，提示细菌性肠炎或其他严重问题，需要就医。

4.宝宝便秘是不是异常

（1）良性便秘　正常宝宝至少保持每天有1次排便，而且排便后腹部排空。如果宝宝通常排便好，最近出现排便少，但无腹胀、呕吐，3~7天才排便，大便也不干，这种情况可以通过训练排便得到处理，一段时间的培养后可恢复正常。

（2）异常病理性便秘　如果生后24小时没排便，意味着胎便黏稠，可能结肠发育异常，当然喂养不足也可以导致排便少和延迟。如果出生后不自动排便，应排除甲状腺功能低下、先天巨结肠等疾病，需要就医。

5.如何训练宝宝排便规律

定时间，每日2次，先做加力腹部抚触，体位促进排便，还可以诱发宝宝排便反射，不主张依靠药物。训练无效需要就医。

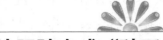

别让肥胖变成"孩子成长的烦恼"

北京大学第三医院　王雪梅

小儿体重超标要紧吗？如何科学有效地控制体重？体重是判断小儿营养状况和健康情况的重要指标之一，不同年龄有不同的正常值范围，体重过轻表示营养不足或可能有某些身体疾病，那么体重大是否就代表健康呢？答案是否定的。体重过重也同样提示可能是由某些疾病导致的，而且肥胖本身也会导致很多健康问题。如何判断儿童是否肥胖呢？常用指标为体重指数，成人正常值为18~24，儿童因不同性别不同年龄，正常值不同，可以通过查表得到。比如，12岁男孩超过21，女孩超过20为超重；男孩超过24，女孩超过22为肥胖。

一、儿童肥胖对身体有哪些危害

1.皮肤问题　首先从外观上看儿童期肥胖可以有黑棘皮症，在颈部、腋窝、肘部常见皮肤颜色加深，好像总也洗不干净一样。可以有棘皮样突起，这不仅是美观的问题，它就是体内胰岛素抵抗的体表标志，是糖尿病的前兆！另外，还可有皮肤紫纹或白纹，胸部脂肪过多易被误认为乳房发育等现象，一定要仔细鉴别。

2.心理问题　肥胖的孩子容易有疲劳感，用力活动时心慌、气短或腿痛，可有膝外翻和扁平足，因此不爱参加体育活动，容易产生自卑、胆怯、孤独等心理问题。不爱参加集体活动，这样就更加重了体重的增长，形成恶性循环。

3.病理问题　3%~5%的儿童肥胖是由身体本身的疾病所致，又称继发性肥胖。

4.血糖、血尿问题 可以有高血糖、高胰岛素血症、2型糖尿病。一般先是餐后血糖或胰岛素增高，如果没得到及时有效控制则会发展为空腹血糖和胰岛素增高，即2型糖尿病。青少年2型糖尿病中肥胖者占93%；肥胖儿童约1/3有高血压，主要是收缩压增高，是成人期冠心病的高危因素。

5.性发育问题 肥胖对孩子的性发育也会有影响。男孩一般会有雄激素水平下降，表现性发育迟缓，男性乳房发育（这是因为脂肪组织能把雄激素转化为雌激素），甚至出现阴茎包埋，易被误认为阴茎发育不良，需要医生检查才能确诊。女孩则表现为女性激素升高，易出现性早熟，甚至会有多囊卵巢综合征，表现为月经紊乱、不易生育等。

6.影响身高 肥胖儿童往往骨龄提前，骨密度降低，会影响儿童的最终身高。

7.免疫低下 肥胖儿童的免疫功能低下，易患呼吸道和消化道疾病。

8.易发展为成年肥胖 儿童期肥胖很容易发展为成年肥胖，约40%的儿童期肥胖会发展为青少年肥胖，70%~80%的青少年肥胖会发展为成人肥胖。

二、儿童为什么会出现肥胖

1.身体本身的疾病 3%~5%的儿童肥胖是由身体本身的疾病所致，又称继发性肥胖。常见的病因有遗传性及内分泌疾病，如甲状腺功能低下、皮质醇增多症、某些遗传性综合征等。此类情况除肥胖表现外，往往伴有面容异常、身材矮小、体脂分布异常、视力损害、性发育不良等。

2.热能摄入过多 绝大多数（95%~97%）的儿童肥胖为单纯性肥胖，即无特殊疾病导致。主要原因为热能摄入超过消耗。表现为多食，尤其食物搭配不合理，高脂、高糖、少纤维素食品，有不良饮食习惯。如进食快，咀嚼少，食量大，晚餐进食多，喜食油腻食物、偏爱甜食、零食及加糖饮料，不吃早餐，经常吃快餐。

3.活动量少 长时间看书、看电视或玩游戏，有些是因某些病后卧床导致肥胖，肥胖者又不爱运动，形成恶性循环。

4.遗传 儿童肥胖的重要因素之一。父母一方肥胖者，孩子肥胖的概率比正常者高3~4倍；父母均肥胖者，孩子肥胖的概率比正常高5~6倍，同胞胎之间的体重差异仅2.5%。这些都说明了遗传对肥胖发生的重要性。

三、如何查找肥胖的原因

肥胖的儿童要做很多检查以排除可能的内分泌性或遗传性疾病病因，同时要看肥胖本身是否已经对身体造成某些内分泌和代谢的影响，包括测血压、血脂、尿酸、血糖和胰岛素（同时测空腹及服葡萄糖后2小时的血糖和胰岛素）、性激素水平、肝功能、肾功能、甲状腺功能、皮质醇、腹部B超、肺功能、骨密度和骨龄等，必要时作妇科B超、心脏彩超、肾上腺或脑垂体MRI等。

既然儿童肥胖的危害那么大，那么儿童肥胖了应该怎么样才能控制体重呢？总的原则就是要减少能量的摄入，增加能量消耗。

通过控制饮食、增加运动来实现，坚持下去就是胜利。控制饮食时，一定要注意满足儿童生长发育所需营养，禁用禁食、饥饿疗法，禁用减肥药物或减肥食品，应调整饮食结构，提倡低脂、低糖和高蛋白饮食，以米、面为主食，加瘦肉、鱼、蛋、奶、豆制品，多吃蔬菜、低糖水果类体积大、易饱且热能低的食物，尽量不吃油炸食品和甜食，要荤素搭配，粗细相兼，细嚼慢咽。运动方式可采用散步、慢跑、爬山、羽毛球、做操等低强度、低冲击性、持续时间长的户外有氧运动。同样的运动，下午和晚上比上午多消耗20%的能量。要强调的是，儿童减肥需各方面共同努力，是学校、家庭、医院、孩子、教师、家长（尤其强调祖父母）、医生共同参与的战斗，是持久战，贯穿于儿童的日常生活中，可以配合寒暑假集中训练。对极度肥胖者可以考虑进行缩胃手术治疗。

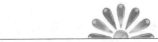

预防骨质疏松，需从儿童青少年做起

北京市疾病预防控制中心　黄　磊

骨质疏松症是一个众所周知的影响成人健康的问题，尤其是老年人。事实上，如果生活方式不良，骨质疏松的隐患在儿童青少年时期就会埋下。今天我们就来谈谈为何预防骨质疏松要从儿童青少年做起。

一、骨质疏松是儿童青少年时期的疾病

骨质疏松是一种"静悄悄的疾病",一旦诊断确定,便是亡羊难以补牢了!这种疾病是中老年人群的高发病、常见病,已成为世界各国日益关注的公共卫生问题。

青春期是骨量发育的重要时期,至少26%的成人总骨量是在生长高峰的4年内形成,青春期末至少60%峰值骨量形成;青春期骨量积累不足会降低峰值骨量,继而增加骨质疏松的风险。故而可以说:骨质疏松是一种老年时期具有病理结果的儿童青少年时期疾病。青少年时期获得最佳的骨量增加是预防骨质疏松发生的根本。

二、投资好你的"骨矿银行"

骨骼是人体的支架,起着保护、支持和运动的重要功能,骨质疏松症是骨量减少、骨微观结构改变致使骨的脆性和骨折危险性增加的全身性骨骼疾病。峰值骨量(PBM)是个体生命中所获得的最大骨密度值,表示着所获的最大骨矿含量。PBM值越高,越能够有效预防骨质疏松及其引起的骨质疏松症。儿童及青少年时期的骨矿增加使峰值骨量增加10%,就可使骨质疏松性骨折的危险性降低50%。

三、如何拥有更高的骨量峰值

青春期所获得骨量主要决定因素除了遗传因素、激素因素,与营养、运动、日照等关系最为密切。如果能做到以下三点,就能有效增加骨量,减少患骨质疏松症的风险。

1.养成良好的饮食习惯,均衡膳食

首先,遵循《中小学生健康膳食指引》及"我的健康餐盘",做到均衡膳食,关注乳制品、豆制品、鱼虾类以及绿叶蔬菜的摄入,也应多考虑海洋藻类食物。需要指出的是,生长发育快速阶段需要优质蛋白质,但是不能过量。

其次,远离碳酸饮料、含糖饮料,少喝咖啡,戒除烟与酒。

【小贴示】推荐阅读《北京市中小学生健康膳食指引》。

2.每日户外活动至少1小时

运动能促进儿童及青少年的骨量累积，还能改善肌肉、关节的灵活性。适量的负重运动对骨量增长及发育更有益。

减少室内静态活动时间，保证每天户外活动1~2小时，增加了日照时间，使维生素D来源充足，有助于骨矿物质的累积。

3.保持正常的体重

保持适当体重对骨量有保护作用。过胖或过瘦都不利于骨骼健康。在一定范围内，代表骨骼肌含量的去脂体重（也就是瘦体重）越大，骨矿物质含量就相应的越高；体脂含量过高对骨量有抑制作用，所以对肥胖的儿童青少年而言，过重的体重反而不利于骨量发育。

总而言之，防患于未然，从儿童青少年时期做起，养成并保持健康的生活方式才是预防控制骨质疏松之良策。

十二、爱眼健康

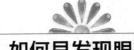

如何早发现眼病

首都医科大学附属北京同仁医院　胡爱莲

人类大约90%的信息获取是由眼睛完成的，如果眼睛发生疾病，五彩斑斓的世界就变得灰暗。而许多眼病都是因为没有及时发现，耽误治疗而造成的。那么，如何能够在早期就知道自己患有什么眼病呢？我们给大家支几招。

（1）定期查视力。视力检查每年1次，定期视力检查可以及早发现视力是否有变化，如果视力下降，及早就诊眼科，进行眼部检查，可早发现眼病。

（2）眼睛不适，早就医。如果有视力下降、视物模糊、视物遮挡、视物变形、眼前黑影飘动、视野改变等眼部不适，需及早就医。

（3）如有糖尿病、高血压、血脂异常等全身疾病，需要定期检查眼底，并积极控制血糖、血压。

（4）注意一些常见的眼部症状与眼病的关系。

突发性视物模糊——可能为青光眼、眼底血管阻塞、视网膜脱离——及时就医。

长时间视物模糊——50岁以上可能为老视、白内障、青光眼、其他眼底疾病；年轻人或儿童可能为近视、弱视、其他眼底疾病——及时就医。

眼胀——偶发可能为视疲劳或血管性头痛；经常发生并伴有头痛、视力下降可能为慢性青光眼——及时就医。

眼前有黑影飘动，闪光感——可能为玻璃体浑浊、视网膜脱离——及时就医。

视物变形——黄斑病变——及时就医。

警惕！青光眼致盲

北京大学第三医院　吴玲玲

青光眼是眼科中与眼压有关的一组疾病，其最终结果就是导致失明。而且，与角膜疾病、白内障等可以经过相关手术恢复视力造成的失明不同，青光眼造成的失明在现有医学水平下是不可逆的，这也使青光眼成为"疑难杂症"的重要原因之一。当眼压超过视神经所能耐受的程度，就会导致视神经萎缩、视野逐渐变小，直到失明。因为在现有医学水平下，组成视神经的视网膜节细胞一旦死亡是不可恢复的。

一、早期无症状，堪称视力"慢性杀手"

大部分青光眼都是慢性的，患者早期基本上没有任何症状。眼睛没有疼痛感，而且早期对视力没有影响。因为视神经萎缩最早只是影响视野，也就是看到的范围有所减少，患者往往感觉不到，只有通过仪器才能测定。

当患者感觉到视野缩小时，青光眼就已经很严重了，基本上就是晚期（图12-1），甚至一只眼睛已经失明了。所以，与其他眼科疾病相比，青光眼更需要早发现、早治疗。

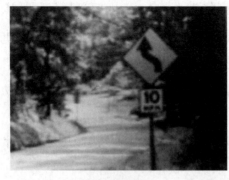
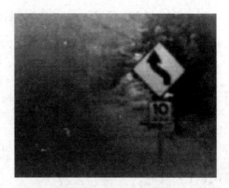

正常人的视野　　　　　　　　　　晚期青光眼患者的视野

图12-1　正常人与青光眼患者视野

二、四大高危人群要特别警惕

早期发现青光眼的一条重要途径就是健康体检。目前，很多单位和社会组织每年都会进行健康体检，健康体检的目的就是发现普通人所感觉不到的疾病。作为医疗机构来说，一定要在眼科检查时注意眼底视神经有没有青光眼的病变（图12-2）。

另外，以下4类青光眼高危人群最好能主动到医院排查，以免延误病情。

（1）有青光眼家族史。

（2）曾经有眼压高的病史。正常的眼压是10~21mm/Hg，如果曾经检查出眼压高，就要特别注意。

（3）高度（近视度数大于600度）近视或高度远视。

（4）45岁后，如果经常感觉眼睛发胀、疼痛，但是症状并不严重，也要及时就诊。

青光眼早期是没有症状的，特别是上述前3类高危人群，而第4类即使有轻度症状，患者自身也很难联想到青光眼。所以，如果是以上4种情况，一定要到眼科检查。有些青光眼患者即使有家族史，在早期可能不发病，但随着年龄的增长就会逐步发展。

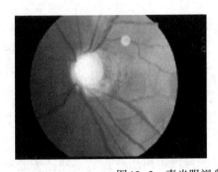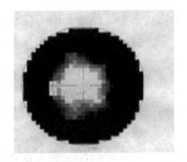

图12-2 青光眼视盘与视野缺损图

三、配合治疗可与病共存

原发型青光眼是不能根治的，治疗的目的就是控制、减缓视神经萎缩，保留患者的视功能。青光眼与眼压关系密切，要达到治疗目的首先就是降眼压。研究表明，只要能够很好地控制眼压，青光眼造成的视野恶化是能够延缓甚至停止的。

你是否被青光眼这个"窃贼"惦记了

北京老年医院　陈建华

青光眼常常被眼科医生称为视力的"小偷"。它可能在青光眼早期较长的一段时间里不疼、不痒、不肿，没有任何感觉和不适，但在这种情况下，视力和视野可能在不知不觉中被一点一点地"偷走"了。

有研究表明，在美国大概有50%的青光眼患者并不知道自己患有青光眼；而在我国，由于方方面面的原因，不被发现的青光眼者占比会更高。我们常常说，不怕"贼"偷，就怕"贼"惦记。那我们如何不被这个"贼"惦记呢？哪些人更容易被惦记呢？我们如何在生活中做到对"青光眼"这个"贼"的防控呢？我们如何对青光眼做到"知己知彼，百战不殆"呢？下面我们就谈谈有关"青光眼"的那些事。

青光眼，我们对它并不陌生，在我们的身边可能就会有被"青光眼"惦记的人，也有被它把视力悄悄"偷走"的人。这么可怕的疾病，我们怎么去认识和面对呢？

青光眼是全球首位不可逆性致盲眼病。在我国，青光眼的患病率在2.3%左右，其患病率随年龄增长而增高；致盲率大约在30%左右。由于用眼习惯的改变和电子产品的使用，青光眼患病率也越来越年轻化了。青光眼有原发性青光眼、继发性青光眼和先天性青光眼之分。原发性青光眼又有开角型青光眼和闭角型青光眼之分。我们常说的视力"小偷"是指原发性开角型青光眼和慢性闭角型青光眼。

那什么是青光眼呢？青光眼是因病理性眼内压导致的视神经萎缩和进行性视野缺损的一组疾病。它对人类健康的危害和影响非常大，青光眼致盲性眼病与白内障致盲是不同的，前者是无法复明的。青光眼有一定的遗传性，高度近视、高度远视、糖尿病、高血压、外伤、年龄、激素及一些药物的应用等是患青光眼的高危因素。

青光眼都有什么症状呢？开角型青光眼一般无症状，所以它的危害是最大的，往往到了晚期，视功能严重受损，形成"管状视野"，这个时候已经无法逆转才被发现，其对视力的杀伤力很大。闭角型青光眼又分急性闭角型青光眼和慢性闭角型青光眼。急性闭角型青光眼往往有前驱症状，如情绪波动、长时间在较暗环境下、大量饮水、散瞳后出现头疼、眼胀、鼻根部酸胀、视物有虹视现象等，这些患者常常有眼轴较短、浅前房等解剖结构的异常。老年女性居多，在诱因的作用下，房角急性关闭，房水不能及时排除导致眼压急剧升高，引起视力急剧下降，并伴有严重的头痛、恶心、呕吐等全身症状，有时会被误诊"脑梗死、急性胃肠炎"等疾病而错过抢救时间，导致严重的视力损害。慢性闭角型青光眼因眼压慢慢升高，无明显的症状，偶尔会出现虹视雾视、眼胀痛，休息后会缓解，往往也会使我们忽视而延误病情。

日常生活中如果我们出现眼发胀、鼻根部酸胀、容易眼疲劳、模糊加重、近视度数增加、看灯有虹视现象，应及时就医，以期早期发现、早期治疗，以免延误病情，造成不可逆性的损害。我们还要提醒大家，每年要定期检查眼底和眼压。尤其40岁后，应定期进行眼科的详细检查，做到早期发现、早期治疗。工作生活中注意用眼卫生，不要在强光和暗光下过度用眼；保持好的心情，避免情绪波动，不要熬夜，起居规律，劳逸结合，适当的锻炼。

以往，由于医疗设备和技术不够发达，使我们对青光眼的认识不够，临床的治疗手段也很有限，往往导致部分青光眼患者失明。目前，由于医学的不断发展，先进设备技术的临床应用，对青光眼的认识不断加深，对青光眼的治疗也有了很大的突破。医生可以通过对眼睛的详细检查，对不同类型和不同阶段的青光眼采取不同的手段进行治疗、干预和预防，以防止青光眼导致的失明。也就是说，如果青光眼能早期发现、早期治疗，并能按时随访复查，我们是可以避免青光眼致盲的。

综上所述，通过定期的眼科检查，我们可以对青光眼早期发现和早期治疗，避免青光眼这个"贼"的惦记。愿我们都爱护我们"心灵的窗户"，拥有一双明亮的眼睛。

认识中青年黄斑出血的常见疾病——"中渗"

北京医院　喻晓兵

中青年突然发现视力下降，看东西变形或中央发黑，到医院检查后发现黄斑出血，确诊为"中渗"。那么"中渗"到底是一种什么病？为了揭开"中渗"的神秘面纱，我们就门诊就诊患者经常提出的问题，在这里详细给大家解答一下。

问题一："中渗"是怎么一回事

答："中渗"是中心性渗出性脉络膜视网膜病变的简称。主要是中青年发病，年龄在45岁以下，多单眼发病，主要是不同的病因导致黄斑区脉络膜新生血管形成，出现黄斑水肿、出血，导致患者视力下降、视物变形。

问题二：得了"中渗"会有什么感觉

答：主要是突然性视力下降，看东西变形、变小、变暗。

问题三：为什么会得"中渗"

答："中渗"的具体病因不清，但与结核病、弓形体病、Lyme病等感染性疾病相关。因此，部分患者可能有结核病史、宠物饲养史或接触史，但大部分患者查不出具体原因。

问题四：得了"中渗"该做什么检查

答：首先，要进行眼科专科检查——除了视力、眼压、裂隙灯检眼镜这些常规眼科检查外，还要进行眼底荧光血管造影（包括视网膜血管造影和脉络膜血管造影）和光学相关断层扫描（OCT）检查，来确定诊断和治疗方案。

其次，还要进行全身检查（查病因）——去内科或感染科进行相关检查，如结核病、弓形体病、Lyme病等。

问题五："得了"中渗"该如何治疗

答：首先是病因治疗，通过检查确定病因，如结核病需抗结核治疗，其他病原体感染接受相关治疗；其次是眼部治疗，建议早期治疗，恢复视力。目前最好的治疗方法是眼内注射雷珠单抗（Lucentis），此药能明显抑制脉络膜新生血管，进而减轻黄斑水肿，延缓患者视力下降或提高视力，提高视觉质量。此外，对顽固性"中渗"患者可考虑联合光动力治疗（PDT）或眼内糖皮质激素注射。

问题六："中渗"的治疗效果如何

答：绝大多数"中渗"治疗效果较好。如果患者病灶不在黄斑中心区且病灶面积比较小，早期治疗后效果较好，部分患者仅注射一次或两次雷珠单抗，视力可以很快恢复，视物变形也会减轻甚至消失。但也有很少患者多次注射雷珠单抗后，病情反复，虽然视力提高，但黄斑水肿时好时坏。但如果治疗比较晚，病灶已经瘢痕化，治疗的效果不会太好。所以，还是要早诊断、早治疗。

问题七：得了"中渗"，生活和工作中该注意哪些问题

答："中渗"患者在积极治疗的同时，还要注意调整心态，减轻生活和工作压力，不宜太疲劳。培养良好的生活习惯，生活规律，保障睡眠时间和睡眠质量。不吸烟，不喝酒，不过度减肥等。

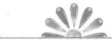

糖尿病性视网膜病变常见问题解答

中日友好医院　陈　宜

糖尿病性视网膜病变（DR）是糖尿病性微血管病变中最重要的表现，是一种具有特异性改变的眼底病变，是糖尿病的严重并发症之一。临床上根据是否出现视网膜新生血管为标志，将没有视网膜新生血管形成的糖尿病性视网膜病变称为非增殖性糖尿病性视网膜病变（NPDR）（亦称单纯型或背景

型），而将有视网膜新生血管形成的糖尿病性视网膜病变称为增殖性糖尿病性视网膜病变（PDR）。

关于糖尿病性视网膜病变，我们汇总了几个大家比较关心的问题，在这里通过问答的形式，向大家做简单的介绍。

问题一：糖尿病会发生哪些眼部并发症

答：对于糖尿病眼病患者来说，主要的眼部并发症包括：发生在眼睑的麦粒肿，发生在结膜的毛细血管扩张，微血管瘤，角膜知觉减退，上皮剥脱，虹膜会发生虹睫炎，新生血管青光眼，白内障，糖尿病性眼肌麻痹，屈光改变，糖尿病视神经病变，玻璃体出血以及危害最大的糖尿病视网膜病变，其中黄斑水肿（图12-3）是糖尿病视网膜病变最常见的并发症。

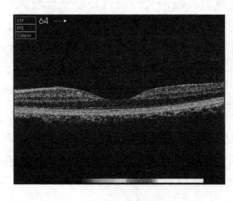

正常黄斑   水肿黄斑

图12-3 黄斑的OCT图像

问题二：什么样的人容易发生糖尿病视网膜病变

答：1型糖尿病患者，30岁以前诊断糖尿病者，10年后发生糖尿病性视网膜病变的概率为50%，而30年后为90%；2型糖尿病患者，病程在10年以上者，发生眼底病变的概率占50%以上，特别是血糖失控的情况下。

糖尿病患者病程较长者，糖尿病视网膜病变的患病率逐年增加，致盲率也随之升高。患糖尿病后5年内有30%的人会发生视网膜病变，10年内有50%，15年内有60%，25年则占80%，随病程延长疾病发生率增加，30年病程无一幸免。

高血糖、高血压、高血脂是糖尿病视网膜病变发生的3个重要危险因素。血糖水平、糖化血红蛋白浓度的水平与DR的发生有直接关系。DR发生还与不良嗜好有关，例如吸烟、喝酒。其他的危险因素包括蛋白尿、妊娠、体重指标异常、遗传因素等。

问题三：糖尿病视网膜病变的症状是什么

答：糖尿病视网膜病变早期可以没有明显症状，逐渐出现闪光感及视力减退；病变侵犯黄斑时，中心视力下降，视物变形；当发生玻璃体出血或视网膜脱离时视物模糊，甚至视物不见，如果发生新生血管性青光眼会同时出现头痛、眼眶疼。所以糖尿病患者一定要定期筛查眼底，及时发现病变，及时治疗。

问题四：糖尿病视网膜病变会致盲吗

答：会的。糖尿病视网膜病变是成人失明的最常见的病因，糖尿病视网膜病变导致视力障碍的主要原因是黄斑水肿、玻璃体出血和视网膜脱离。失明者常常存在晚期的牵拉性视网膜脱离手术不能复位，甚至发生了新生血管性青光眼，此时可谓"又疼又瞎"。因此，糖尿病视网膜病变患者应严格控制血糖，早期发现和早期治疗是预防失明的关键。

问题五：哪些糖尿病患者应该检查眼底？多长时间查一次

答：一经确诊为糖尿病，就应了解糖尿病可能会造成视网膜损害，对于不同类型的糖尿病，开始筛查时间不同。

1型糖尿病指南建议，青春期前或者青春期诊断的1型糖尿病患者在青春期（12岁）后开始检查眼底，之后应每年随诊；2型糖尿病应在确诊时开始筛查眼底病变，每年随诊一次；对于妊娠糖尿病患者，应在妊娠前或妊娠初期3个月开始筛查。

如果血糖控制不佳，建议缩短检查间隔。如果已经发现患有糖尿病视网膜病变（图12-4），医生会根据病情决定检查间隔。

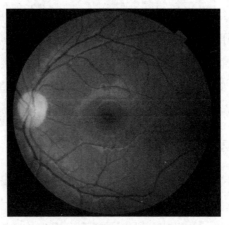
正常的眼底图像

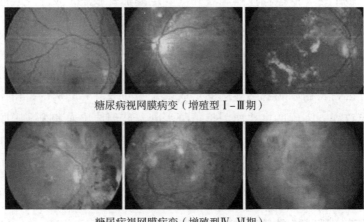
糖尿病视网膜病变（增殖型 I－III期）

糖尿病视网膜病变（增殖型IV－VI期）

图12-4　糖尿病视网膜病变

问题六：如何才能减少或延缓糖尿病视网膜病变发生

答：患者注意血糖、血脂、血压的控制，可以减少或延缓糖尿病视网膜病变发生。

问题七：得了糖尿病视网膜病变能治疗吗

答：可以治疗，需要根据不同的分期选择不同治疗方案。当然，不同的期别和严重程度，预后也是不同。

糖尿病视网膜病变进入严重非增殖期或增殖早期，即出现新生血管但尚未出现纤维增生改变时，要考虑进行全视网膜光凝。糖尿病视网膜病变进入增殖期，考虑手术治疗。

问题八：手术治疗能控制糖尿病视网膜病变恶化吗？视力能恢复吗

答：手术治疗目的为清除玻璃体出血，松解玻璃体视网膜牵引，视网膜复位，完成激光治疗。根据眼底情况，在玻璃体切除的基础上，恢复屈光间质的透明性，通过视网膜光凝、剥除纤维增生膜、使用硅油或惰性气体眼内填充等方法使视网膜复位，早期的手术成功率可达90%以上，部分患者可以视力恢复，控制疾病的发展。但是，一旦进入疾病的晚期，手术则难以成功。

角膜塑形镜——青少年近视防控的新选择

北京市顺义区医院　蒋爱民

一、近视到底有多可怕

影响人类视觉健康的头号疾病——近视，已成为世界性的公共卫生问题。据统计，我国目前有超过5亿的近视患者，城市青少年人群近视患病率尤其高。2014年北京市大、中、小学视力不良检出率为68.44%，其中小学生为43.13%，初中生为76.5%，高中生为89.17%，大学生为91.42%。预计到2050年，全球近视患病率将接近50%。

直到现在，许多家长们对于近视的防控还存在着大量的误区。一些家长总是认为"孩子还小呢，再等一等吧""不能戴眼镜，度数会越戴越深""网上说近视是可以恢复的""散瞳对眼睛不好""不用去医院，眼镜店就可以配眼镜"等。错误的指导、不正规的验配流程、不适合的眼镜都将会使孩子的近视得不到有效治疗，视力逐渐下降，度数不断加深，直至成为"病理性高度近视"。

其实，单纯的近视并不可怕，发展成为"病理性高度近视"才可怕，一且近视度数大于-6.00D，将会被永远扣上"病理性高度近视"的帽子。"病理性高度近视"的人群患病率很高（1%左右），可发生很多严重并发症，大部分会致盲，是成人常见的致盲原因之一，在我国致盲性疾病中占第6位。

控制近视进展，已经成为当今社会上人们最关心的话题之一，框架眼镜可以控制近视吗？还有哪些更有效的方法？

二、近视该如何控制

现如今，越来越多的家长倾向选择"角膜塑形镜"，研究表明，它控制近视度数增长的效果是普通框架眼镜的8倍。那么，什么是角膜塑形镜？

（一）角膜塑形镜是什么

"角膜塑形镜"是一种"特殊的隐形眼镜"，起源于美国，历经50年的发展，已在全球34个国家得到应用；"角膜塑形镜"通过改变角膜形态来矫正视力，并有效的控制近视进展。和一般隐形眼镜不一样的地方是，"角膜塑形镜"只需在睡觉时佩戴，第二天早上摘下来，就可以和正常视力的小孩子一样，不需要戴眼镜依然可以看得很清晰，它也被誉为了"睡觉就能控制和矫治近视的技术"，因此深受了不少学生和家长们的喜爱。

"角膜塑形镜"这么厉害，可以随便戴吗？"角膜塑形镜"同近视手术一样，需要经过严格检查及一系列评估，才能确定患者是否符合配戴条件。

（二）哪些人适合佩戴角膜塑形镜

（1）近视度数不能超过600度，散光低于175度。

（2）年龄大于8岁的青少年群体。

（3）特殊职业人群的用眼需求，如运动员、潜水员、飞行员、演员、军人等对视力有严格要求的职业。

（三）哪些人不适合佩戴角膜塑形镜

（1）角膜曲率太平或太高者。

（2）正在使用可能会导致干眼或影响视力及角膜曲率的药物。

（3）有角膜异常、曾经接受过角膜手术，或有角膜外伤史、活动性角膜炎、角膜知觉减退者。

（4）其他眼部疾病，如泪囊炎、干眼症、结膜炎、睑缘炎等各种炎症及青光眼患者。

（5）患有全身性疾病造成免疫低下，如糖尿病、高血压、类风湿等患者，或对角膜塑形有影响者。

（6）正在使用皮质类固醇、阿托品类等对矫治有影响的药物。

（7）有接触镜或接触镜护理液过敏史。

（8）孕妇、哺乳期或近期计划怀孕者。

三、角膜塑形镜安全吗

相信对于很多家长来说，"安全性"是大家最关心的一个话题。其实，佩戴角膜塑形镜只是重新塑造角膜形状，不改变角膜的结构，相比近视眼手术而言不会造成角膜的创伤，为青少年近视将来的治疗赢得一个机会。当然，接触镜本身对眼表有它一定的不良作用，配戴者务必遵循接触镜的应用常规，定时清洗消毒，防止污染。一旦发生不适，要立即就医。我国对角膜塑形镜的审批、应用规范都有相应的规定。现在市面上有很多类型的角膜塑形镜，价位不同，控制近视进展的效果和安全性也有很大差别。家长要注意，配戴角膜塑形镜一定要在正规的眼科医疗机构进行验配。

十三、口腔健康

口腔黏膜反复溃疡是怎么回事

首都医科大学附属北京口腔医院　孙　正

口腔黏膜反复溃疡最有可能是患了复发性阿弗他溃疡。这是最常见的口腔黏膜疾病，有10%~30%的人患有复发性口腔溃疡。临床上根据临床表现一般分为三型：①轻型口疮，最多见，溃疡数目1~3个，直径2~5mm，有黄白色伪膜覆盖；②口炎型口疮，主要特点是数目多，可达10~30个或更多，散在分布于口腔内，溃疡小，多数只破坏上皮层，疼痛明显，有时伴发热等全身症状；③腺周口疮，溃疡较大，可达2cm以上，周围黏膜水肿，边缘隆起，溃疡中央凹陷，呈弹坑状，溃疡波及黏膜下层及腺体，持续时间长，可达3个月到半年，愈合后留有瘢痕。

复发性阿弗他溃疡发病多与遗传有关。临床常见的诱发因素很多，如消化不良、便秘、肠道寄生虫、睡眠不足、精神紧张、月经周期和更年期。同时发现该病与某些全身疾病、消化系统疾病、微量元素缺乏和口腔局部创伤有关。

偶尔发生的单个溃疡，可以用口腔溃疡膜贴于患处，也可选用溃疡膏涂于患处。溃疡膜和溃疡膏有较好的消炎、止痛、促进溃疡愈合的作用。中药散剂和喷剂可在口腔后部溃疡时选用。对于口腔溃疡反复发作没有间隔的患者，可针对性地选择全身治疗药物，调节机体的免疫功能，去除与口腔溃疡有关的全身致病因素，减少溃疡的复发。

虽然复发性阿弗他溃疡尚不能根治，但是如果注意营养和保健，积极参加各种体育锻炼，增强体质，去除诱因，去除可能的致病因素，减少局部的刺激因素，保持口腔卫生，就可以延长复发间隔，减轻局部症状，加快溃疡愈合。虽然复发性阿弗他溃疡与遗传关系密切，但只要加强后天的保健，消除环境因素对遗传因素的影响，复发性阿弗他溃疡是可以防治的。

复发性阿弗他溃疡发病特点是：反复发、可自愈、不传染、不癌变、不除根、会遗传。

如果出现外生殖器和肛门处的溃疡，就要考虑可能是白塞病，需要到风湿免疫科诊治。

一般口腔专科医院设有口腔黏膜科专门治疗复发性阿弗他溃疡。复发性阿弗他溃疡是口腔黏膜常见病，也可以到综合医院口腔科或社区医院口腔科就诊。

乳牙龋病，不要等换牙再治

首都医科大学附属北京口腔医院　刘　瑶

乳牙龋病，顾名思义就是发生在乳牙上的龋病。龋齿，是个专业名词，大家都俗称为蛀牙或者虫牙。但是对于儿童牙病，许多家长心中仍存有许多疑问和误区。今天我们就来聊聊这个乳牙上发生的疾病。

一、幼儿园检查说孩子有坏牙，是不是缺钙

先来说说乳牙的形成。其实乳牙在母亲怀孕初期就已经开始发育了，除了遗传因素外，妈妈怀孕过程是否顺利以及营养摄入是否充足等都是影响孩子牙齿健康与否的重要因素。钙确实是牙齿发育过程中的重要元素，但是牙齿一旦萌出钙化早已完毕，再吃钙片都不会使已经萌出的牙齿变好。所以，孩子的口腔保健从没有出生就开始了！乳牙萌出后如果没有好好的清洁保护，就会产生龋齿，即使通过治疗也无法回到最初的"模样"了。

二、我们从来就没给孩子吃过糖，怎么就坏牙了

有些乳牙的龋病在乳牙萌出时就已经发生了，严重者甚至还没有完全长出来就随着龋坏变成了残根。在婴幼儿时期，甚至是哺乳时期，如果不注意喂养方法，也容易患上龋齿。各种含糖饮料（包括碳酸饮料、奶味饮料、果汁等）和含糖食物（饼干、巧克力、蛋糕等）都是形成蛀牙的因素。

3岁以内的孩子，其蛀牙的形成多半与"奶"有关系，但这又是他们获取

营养物质的主要途径。而在乳牙萌出后，含着奶（包括配方奶和母乳）睡觉或者频繁的在夜间喂奶，都会推动乳牙龋病的发生。需要强调的是，每个孩子停止夜奶的时间并没有硬性规定，只是建议乳牙开始萌出后应减少夜奶的次数，做好口腔的清洁，1岁左右时完全戒掉夜奶。

三、我让他/她刷牙了，怎么总是有坏牙

刷牙，是清洁口腔、保持口腔卫生最主要的也是最有效的方法。每天例行刷牙是儿童口腔保健最重要的工作。乳牙从一萌出就有龋坏的可能，家长应从萌出第一颗乳牙，就帮助儿童刷牙。许多家长抱怨小朋友得虫牙是因为自己不好好刷牙，这当然与孩子的自控能力有限有关。一般我们建议先让孩子自己刷牙，培养刷牙的意识和训练刷牙的动作；之后家长再给孩子使用牙线并认认真真刷一遍，达到清洁牙齿的目的。孩子完全独立刷牙的时间因人而异，一般要到7岁以后。父母不仅应帮助孩子做好口腔的清洁，更应教导和鼓励孩子自己刷牙，帮助他们掌握正确的刷牙方法。更重要的是，家长们还要以身作则，这才能帮助孩子从小养成良好的口腔卫生习惯。

四、老人说了，乳牙迟早是要换的，我们就没当回事儿

日常生活中，有许多父母未能及时发现孩子的蛀牙；还有许多父母发现自己的孩子患了龋病，却由于种种原因不能及时带去医院就诊治疗。究其原因，不外乎对乳牙的重视程度不够，错误地认为"乳牙反正是要换的，坏了就坏了，不需要治疗，会有恒牙长出来"。

幼儿从6~8个月起，乳牙开始陆续萌出，约至2岁半完成，共20颗。约从6岁起，乳牙开始陆续自然脱落，至12岁左右脱落完成并完全换成恒牙。乳牙从长出来到脱落，大概要在口内存留6~10年，而这一阶段正是儿童生长发育的最重要时期。龋坏的乳牙不积极治疗，对儿童的局部和全身健康都有影响。龋坏侧由于疼痛不敢咀嚼，长期使用健侧，会造成脸型的改变；同时，由于无法正常饮食使营养摄入不足；若龋坏形成残根丧失或者被拔出后未经管理，牙齿前移，不但破坏整口牙的完整性，排列不齐还会造成错颌；前牙的龋齿会影响美观和发音，甚至对儿童心理也有一定的影响；乳牙龋病没及时治疗，炎症极容易向下蔓延，而生长中的恒牙就在乳牙的牙根下，乳牙的

炎症会波及恒牙胚造成其釉质发育不良并容易患龋；不仅如此，乳牙若发展成为根尖周病，还有可能诱发关节炎、肾炎、心内膜炎等全身性疾病。

因此，家长应在孩子1岁内开始，每3个月至半年带孩子做一次彻底的口腔检查。一旦发现问题，最好尽早治疗，不但可使孩子免受痛苦，更大大减少了家长们的经济支出。